Sanidad
CFGM Emergencias Sanitarias

Planes de emergencia y dispositivos de riesgos previsibles

Eduard Aguayo Campoy
Carmen Ferreres Tost

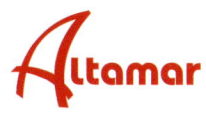

Planes de emergencia y dispositivos de riesgos previsibles

© 2020, Eduard Aguayo Campoy, Carmen Ferreres Tost

© 2020, ALTAMAR, S.L.

ISBN: 978-84-17872-40-3
Depósito Legal: B 5762-2020

Diseño de cubierta:	**Oriol Miró Genovart**
Ilustración de cubierta:	**© Chalabala**
Diseño de interiores:	**Toni Quesada, "blaugràfic"**
Fotografías:	**depositphotos, bigstockphoto, UN Photo/ Nektarios Markogiannis, Fondo Altamar**
Composición:	**Cristina Payà Sanson**
Impreso en:	**IMAGO**

Impreso en China – *Printed in China*

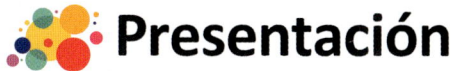

Presentación

Este libro desarrolla los contenidos establecidos en el currículum del módulo de **Planes de emergencia y dispositivos de riesgos previsibles** del ciclo formativo de **Emergencias Sanitarias**.

La actividad profesional del TES incluye su intervención en situaciones de emergencia, así como su participación en dispositivos de riesgos previsibles. Por tanto, es necesario que al alumnado conozca estos tipos de intervención, no solo desde el punto de vista de la participación que tendrán en ellos como profesionales, sino también considerando una perspectiva más amplia que les permita comprender los objetivos y funciones de la atención en estas situaciones.

El libro queda dividido en dos grandes bloques:

1. **Los planes de emergencia**. A lo largo de cuatro unidades didácticas se explica qué es un plan de emergencias, qué contiene y cómo se elabora. Además, se estudian los distintos tipos de planes de emergencias que hay en nuestro país y las normas básicas que los regulan.

2. **Los dispositivos de riesgos previsibles**. En tres unidades didácticas se explica el tipo de situaciones en que es necesario montar estos dispositivos y la forma en que se planifican y ponen en práctica.

En ambos casos son esenciales los conceptos de *riesgo* y de *daño*, para valorar las emergencias que se pueden producir y planificar las medidas más adecuadas para evitarlas o para minimizar sus efectos. También los aspectos de coordinación entre las diversas administraciones, cuerpos, entidades, etc. que toman parte en la atención a emergencias es un aspecto destacable, tanto en los planes de emergencia como en los dispositivos de riesgos previsibles. A lo largo del libro se incide en todos estos aspectos para que el alumnado comprenda el funcionamiento de estas formas de atención a emergencias.

También, con el objetivo de facilitar el aprendizaje, el libro incorpora la posibilidad de enriquecer su contenido a través de recursos multimedia, a los que se podrá acceder a través de la aplicación informática **ALTAMAR RA**.

Esperamos que este libro sirva de ayuda al profesorado que ha de impartir el módulo y que las actividades propuestas permitan al alumnado adquirir las competencias profesionales, personales y sociales que la profesión de TES requiere en la actualidad.

Los autores

¡Este libro tiene mucho más de lo que parece!

Puedes acceder a recursos multimedia usando una aplicación de Realidad Aumentada.

¿Cómo puedo acceder a estos recursos?

1 Me descargo la aplicación *Altamar RA*

 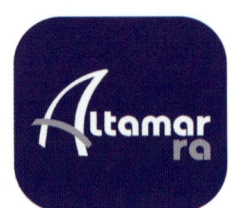

2 Accedo con mi usuario o…

me registro si tengo un perfil o…

entro sin registro para poder informarme.

Acceso	✕
Usuario	
Contraseña	
ENTRAR	

Registro	✕
Correo electrónico	
Contraseña	
REGISTRARME	

¿Y cómo activo mi libro?

3 Voy a la sección «Catálogo» de la aplicación y determino la familia y el ciclo que me interesa.

4 Selecciono el carrito del libro que quiero activar y sigo el proceso de compra en iTunes o Play Store (en función de mi dispositivo).

5 Cuando se active el libro aparecerán la cámara y el menú debajo de la cubierta.

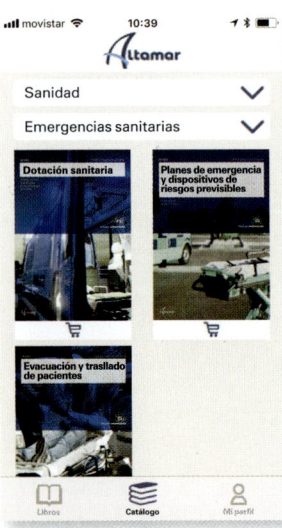 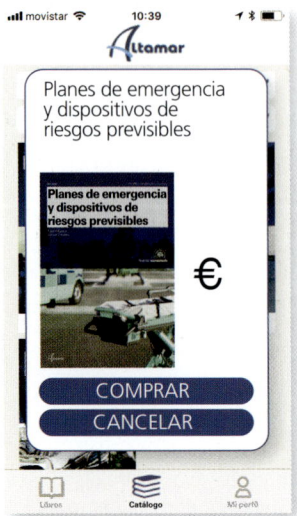 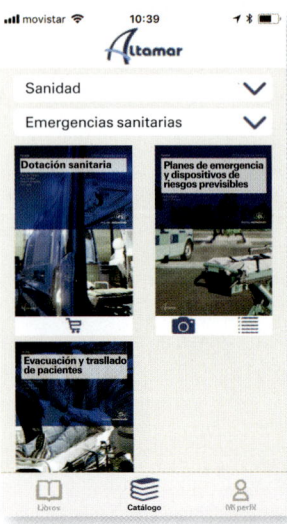

¿Qué tipos de recursos de Realidad Aumentada puedo encontrar en el libro?

Video o animación

Link

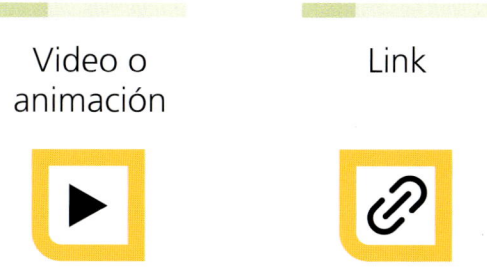

¿Cómo utilizo la aplicación?

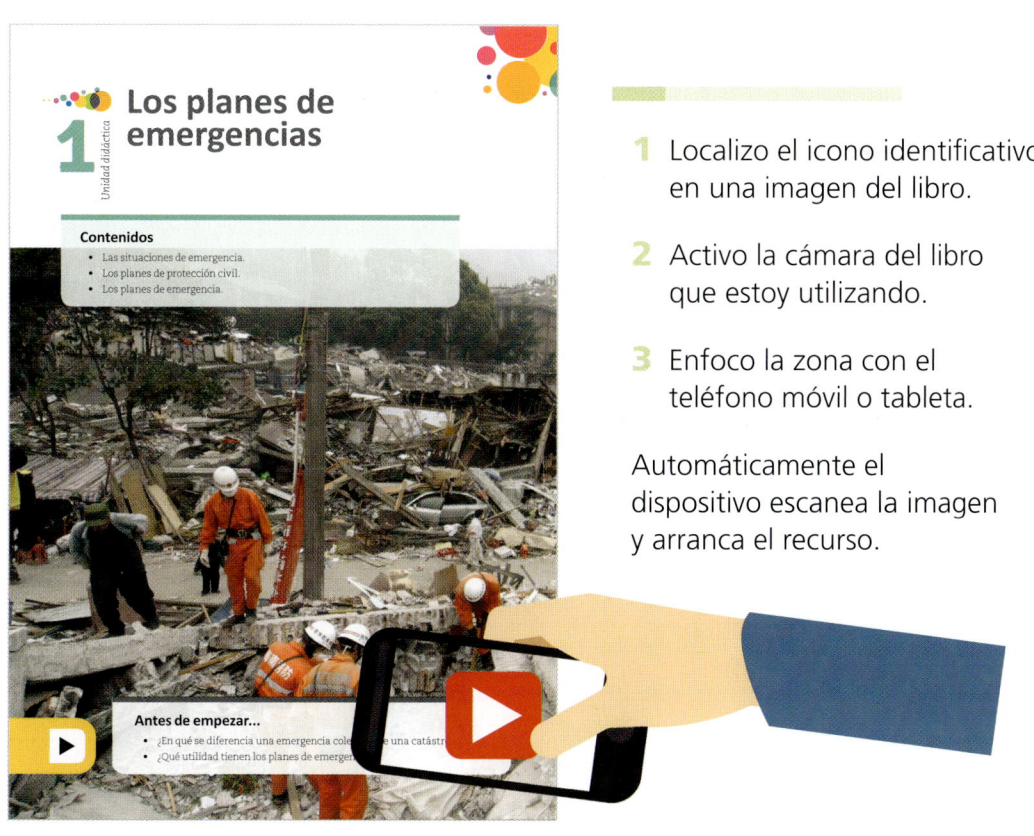

1 Localizo el icono identificativo en una imagen del libro.

2 Activo la cámara del libro que estoy utilizando.

3 Enfoco la zona con el teléfono móvil o tableta.

Automáticamente el dispositivo escanea la imagen y arranca el recurso.

¡Disfruta de la experiencia!

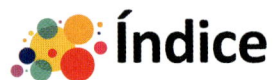
Índice

UNIDAD DIDÁCTICA 5
Los dispositivos de riesgos previsibles

UNIDAD DIDÁCTICA 6
El diseño de un DRP

UNIDAD DIDÁCTICA 7
Las fases de ejecución y desactivación de un DRP

1 Unidad didáctica

Los planes de emergencias

Contenidos

- Las situaciones de emergencia.
- Los planes de protección civil.
- Los planes de emergencia.

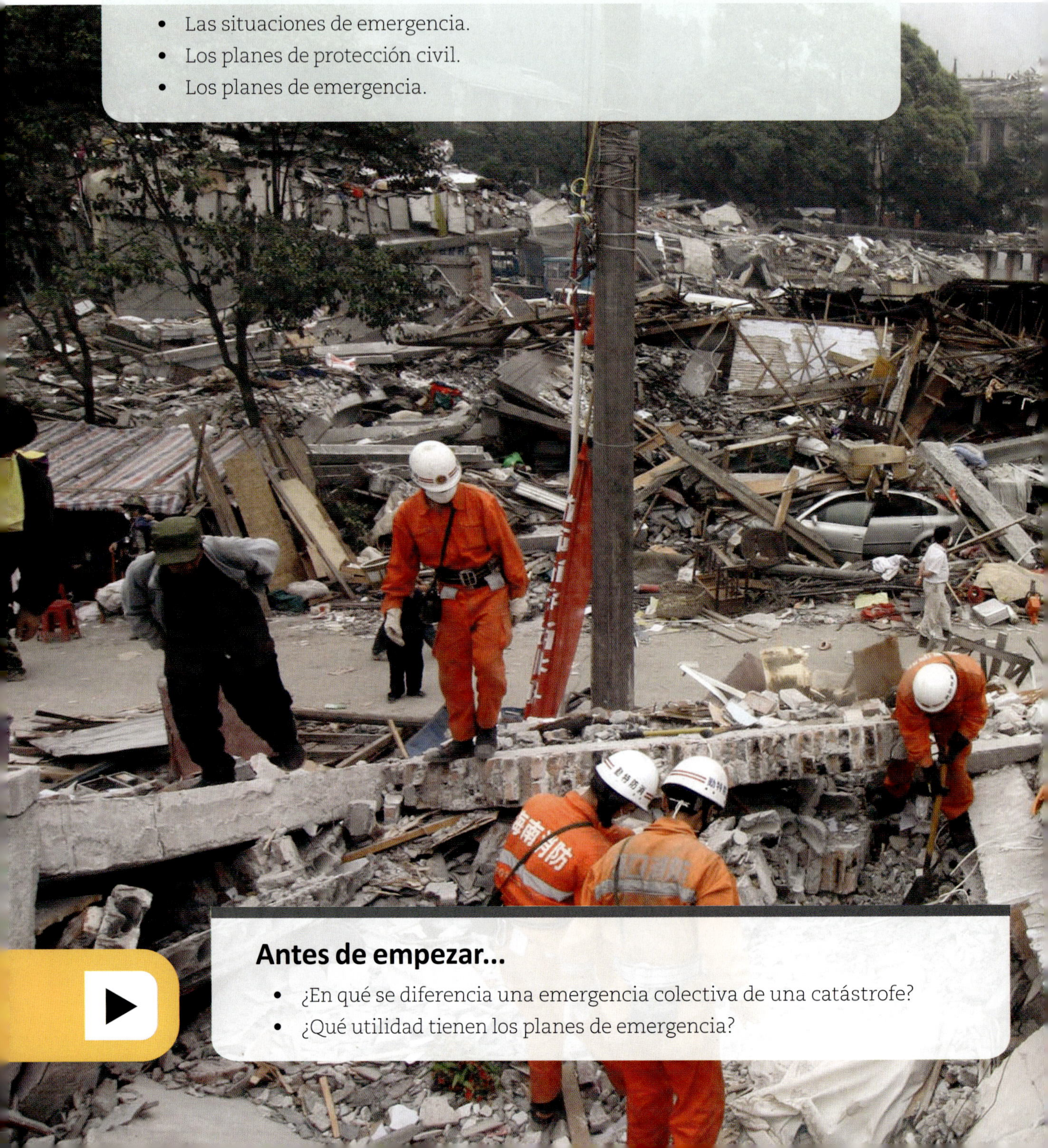

Antes de empezar...

- ¿En qué se diferencia una emergencia colectiva de una catástrofe?
- ¿Qué utilidad tienen los planes de emergencia?

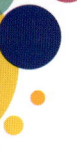

1.1. Las situaciones de emergencia

Nuestro entorno parece seguro y controlado, pero hay sucesos que, a menudo en muy poco tiempo, pueden provocar situaciones de emergencia que pongan en riesgo a muchas personas.

Estos sucesos pueden ser muy diversos, como una inundación debida a la rotura de una presa, daños por un huracán, una fuga de radiación en una central nuclear, un accidente de un tren que transporte mercancías peligrosas o un terremoto, por poner unos ejemplos.

La incidencia que tendrá un suceso en la población y el entorno será muy distinta según sean la naturaleza y las características del suceso concreto, pero también según la capacidad de respuesta de su sistema de emergencias.

1.1.1. Emergencias locales

La mayoría de emergencias se circunscriben a zonas geográficas concretas y afectan a su población. Teniendo en cuenta el tipo de recursos que serán necesarios para darles respuesta distinguimos entre *emergencia colectiva* y *catástrofe o desastre*.

» Emergencia colectiva

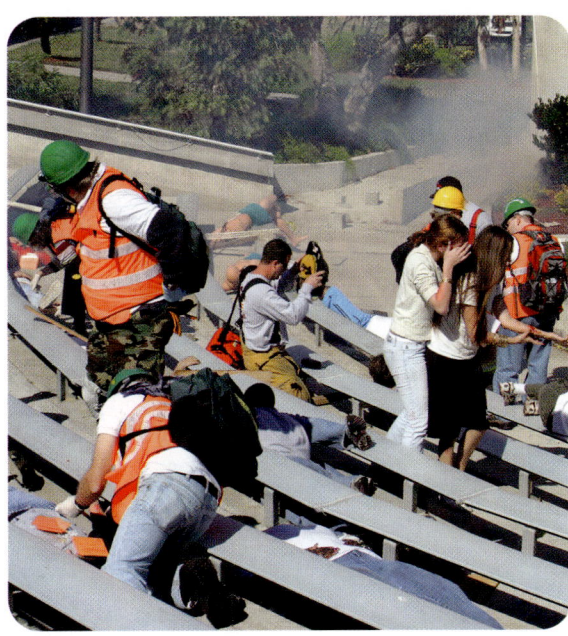

Una **emergencia colectiva** es una situación que causa varias víctimas o que pone en riesgo la integridad de cierto número de personas, pero que puede ser atendida con los recursos ordinarios de que dispone la comunidad y no requiere la activación de recursos adicionales.

El hecho de que un suceso pueda definirse como emergencia colectiva depende, por tanto, de características propias del suceso, pero también de la capacidad que tenga la comunidad para responder a él.

En general consideramos emergencias colectivas situaciones como un accidente de autocar, el derrumbe de un edificio de pisos o el hundimiento de un puente que afecta a varios vehículos que circulaban sobre él. Se trata de sucesos no muy frecuentes, pero que el sistema de emergencias local puede atender.

Fig. 1.1.
Un incidente en un estadio sería un ejemplo de emergencia colectiva.

› Respuesta ante una emergencia colectiva

El personal de los sistemas de emergencias está preparado y entrenado para intervenir en situaciones de emergencia colectiva, aplicando los protocolos de que disponen.

En todas ellas, un primer paso esencial es valorar el escenario para establecer las necesidades y los riesgos. A partir de esta información se activan los efectivos que corresponda: ambulancias, policía, bomberos, especialistas en rescates (acuáticos, verticales, etc.), especialistas en riesgos químicos o los que sean necesarios para atender a la situación concreta que se ha producido.

>> Catástrofe o desastre

> Una **catástrofe** o un **desastre** es una situación o acontecimiento que altera o interrumpe sustancialmente el funcionamiento de una comunidad o sociedad por ocasionar gran cantidad de víctimas, daños e impactos materiales, cuya atención supera los medios disponibles de la propia comunidad.

Las catástrofes pueden deberse a causas muy diversas. Algunas de ellas son fenómenos naturales, como terremotos, erupciones volcánicas o huracanes. Otras están vinculadas a la actividad humana, como los accidentes industriales o de transporte. En la próxima unidad estudiaremos los distintos tipos de riesgos que pueden desencadenar una catástrofe.

En estas situaciones, los recursos locales no son suficientes y es necesaria la intervención de recursos procedentes de otras zonas.

> Respuesta ante una catástrofe o desastre

La respuesta en estas situaciones no puede ser improvisada, ya que resulta imprescindible priorizar la atención a las necesidades más urgentes y organizar las tareas de forma que los recursos disponibles, limitados e insuficientes, se usen de la forma más eficiente posible.

La planificación de todas las actuaciones (qué se va a hacer en un primer momento, quién va a establecer las prioridades y con qué criterios, a quién se va a solicitar apoyos y mediante qué procedimientos, etc.) resulta, por tanto, imprescindible. Esta planificación se concreta en un documento denominado *plan de emergencias*.

> Un **plan de emergencias** es un sistema de preparación de la respuesta a situaciones de grave riesgo colectivo en las que la seguridad y la vida de las personas pueden peligrar masivamente.

A lo largo de este módulo explicaremos cómo se elaboran estos planes y cuáles con sus contenidos.

1.1.2. Emergencias globales

Algunos eventos tienen el potencial de afectar zonas geográficas muy extensas o, incluso, todo el planeta. Un escenario de este tipo plantea muchas dificultades, ya que cada comunidad necesita todos sus recursos y resulta difícil que unas puedan ayudar a otras. Además, las consecuencias van mucho más allá de las víctimas o daños que pueda causar directamente el evento, ya que se pueden ver afectadas la producción de alimentos, la disponibilidad de agua potable, la distribución eléctrica, la capacidad sanitaria, las infraestructuras, etc.

La respuesta se basa en la aplicación de planes de emergencia, si la comunidad dispone de ellos. Pero es posible que el escenario real sobrepase las previsiones que se hayan realizado, lo que complicará la capacidad de respuesta.

Existen algunos *eventos naturales* que pueden desencadenar una catástrofe global. También pueden hacerlo las *pandemias* y, de forma general, los cambios derivados del *cambio climático*.

¡**Tenlo** *en cuenta!*

El accidente nuclear de Chernóbil (1986) o el desastre de Bhopal (1984), debido a una fuga de isocianato de metilo en una fábrica de plaguicidas, son ejemplos de catástrofes provocadas por la actividad humana.

❯❯ Eventos naturales

Eventos como el impacto de un meteorito, una gran tormenta solar o la erupción de un supervolcán parecen catástrofes de película, pero son sucesos posibles y, de hecho, ya han ocurrido anteriormente en el planeta. (Doc. 1.1)

Son eventos poco probables, pero que podrían causar una gran devastación, por lo que hay científicos que estudian estos riesgos. Así, se estudian los cielos para detectar y seguir objetos que puedan impactar con la tierra, se monitorizan las radiaciones solares o se estudian los volcanes y supervolcanes para intentar prever sus erupciones.

············

Documento 1.1

Catástrofes globales de película

El impacto de un meteorito, la erupción de un supervolcán o una gran tormenta solar son sucesos que pueden cambiar totalmente el planeta. Y en algunos casos ya lo han hecho anteriormente.

Meteoritos

En cuanto a los meteoritos, en la Tierra hay numerosos cráteres creados por antiguos impactos de meteoritos. El mayor de ellos es el cráter Maniitsog, en Groenlandia, que tiene unos con 600 km de diámetro. Pero posiblemente el más conocido es de Chicxulub, en México, que se debe al impacto de un meteorito ocurrido hace unos 65 millones de años, al cual se atribuye la extinción masiva del Cretácico Terciario. Este cráter «solo» tiene 180 km de diámetro y se estima que lo causó un objeto de entre 10 y 18 km de diámetro.

En la actualidad se realiza un seguimiento de todos los objetos potencialmente peligrosos que se acercan a la Tierra. Por ejemplo, el 29 de marzo de 2020 pasó cerca de nuestro planeta un asteroide lo suficientemente grande como para causar efectos globales (entre 1,8 y 4 km de diámetro). La NASA lo había descubierto en 1989 y desde entonces había seguido su trayectoria.

Supervolcanes

Los supervolcanes también han actuado anteriormente aunque, igual que en el caso de los impactos de meteoritos, debemos retroceder miles o millones de años para encontrar sus erupciones. La mayor de que se tiene constancia ocurrió hace 27 millones de años, cuando la Caldera de La Garita (Colorado, Estados Unidos) liberó 5.000 km^3 de material. Siguen existiendo supervolcanes en la Tierra, por lo que el riesgo de que alguno de ellos erupcione sigue estando presente. El más conocido es Yellowstone, aunque tenemos otro mucho más cerca: los Campos Flégreos, situados cerca de Nápoles y cuya caldera ocupa una superficie de 100 km^2.

También en este caso, el estudio y el seguimiento científico son constantes desde hace décadas. La NASA está incluso realizando estudios sobre cómo se podría enfriar la caldera de Yellowstone para evitar su explosión.

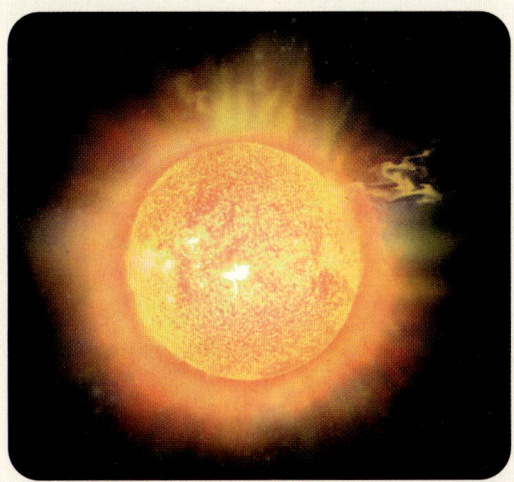

Tormentas solares

También se han sufrido con anterioridad, en este caso mucho más próximos en el tiempo, efectos de tormentas solares. En los últimos años, algunos satélites e incluso una planta hidroeléctrica (Canadá, 1989) se han visto afectados por este fenómeno. Pero la más conocida es la tormenta de 1859, que provocó el fallo de los sistemas de telégrafo en toda Europa y América del Norte.

Es importante tener en cuenta que cuanto más dependemos de la tecnología más graves serían las consecuencias de una tormenta solar intensa. Una tormenta de la intensidad de la de 1859 en la actualidad sería catastrófica, ya que nos dejaría sin satélites y podría afectar a los dispositivos eléctricos y electrónicos en la Tierra.

❯❯ Pandemias

A lo largo de la historia de la humanidad muchas enfermedades han causado epidemias. Por ejemplo, es el caso de la peste, que solo en el siglo XIV provocó la muerte de unos 50 millones de personas en Europa. O del sarampión, cuyas epidemias se repetían cada dos o tres años, causando cerca de dos millones de muertes al año, antes de la generalización de uso de la vacuna.

Para muchas de las enfermedades que más muertes han causado a lo largo de la historia existen en la actualidad tratamientos efectivos o vacunas, aunque no toda la población mundial tiene acceso a ellos.

Dos grandes avances científicos que tienen un papel clave en el control de muchas de estas enfermedades son:

- Los **antibióticos**, que permitieron actuar eficazmente contra bacterias patógenas.

- Las **vacunas**, que permitieron el control de muchas enfermedades e, incluso, su erradicación.

❯ Enfermedades emergentes

Aunque hayamos podido controlar buena parte de las enfermedades que han causado muchas muertes a lo largo de la historia, el riesgo de epidemias no desaparece, ya que han aparecido nuevas enfermedades infecciosas, mayoritariamente víricas.

Es el caso del MERS-CoV, un coronavirus que causa el síndrome respiratorio de Oriente Medio y que fue detectado por primera vez en Arabia Saudita en 2012, el H7N9 o virus de la gripe aviar A, que desde 2017 está produciendo infecciones humanas, o el SARS-CoV-2, detectado en 2019. También en el siglo XX se identificaron virus no descritos hasta entonces. (DOC. 1.2)

La Organización Mundial de la Salud (OMS) registra las epidemias que se producen en el mundo. Si observamos sus datos vemos que algunas enfermedades persisten en determinadas zonas, en las que son endémicas y periódicamente causan brotes epidémicos, y también cómo las enfermedades emergentes están cada vez más presentes. (DOC. 1.3)

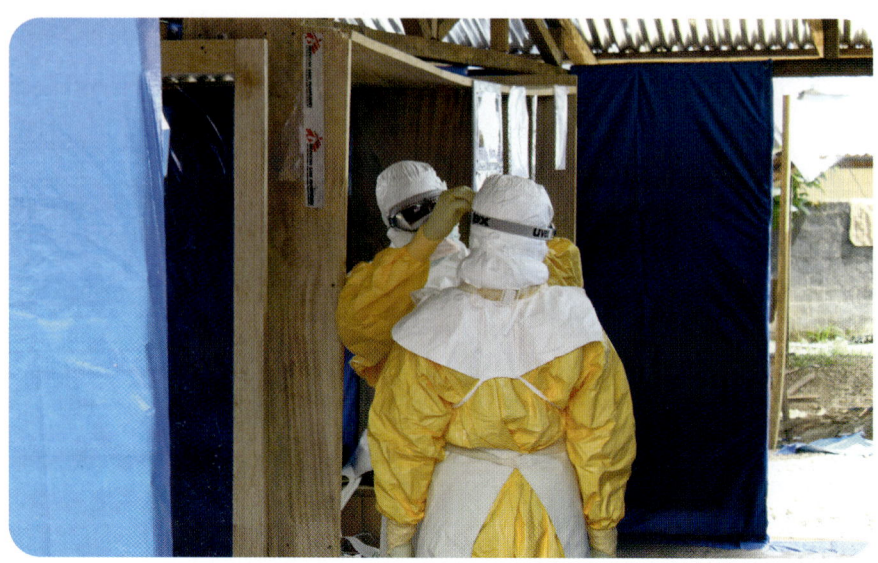

Fig. 1.2.
Personal sanitario en Guinea durante un brote de enfermedad del Ébola, una de las descritas en las últimas décadas.

Documento 1.2

Algunas enfermedades víricas descritas en el siglo xx

- **Enfermedad por el virus de Zika**. El virus se identificó por vez primera en 1947 en Uganda. Hasta la fecha, 86 países y territorios han notificado casos de infección por el virus de Zika.

- **Fiebre chikunguña**. Se describió por primera vez durante un brote ocurrido en el sur de Tanzania en 1952. Desde entonces se ha detectado en más de 60 países de Asia, África, Europa y las Américas. En 2015 hubo un gran brote que afectó a varios países americanos.

- **Enfermedad por el virus del Ébola**. El virus se detectó por vez primera en 1976 en dos brotes simultáneos ocurridos en Sudán del Sur y República Democrática del Congo. En 2014-2016 se produjo un brote en África Occidental que ocasionó más casos y más muertes que todos los demás brotes juntos.

- **Sida**. El virus VIH fue aislado en 1984, aunque las primeras alertas sobre la enfermedad se produjeron en 1981. El virus causó una pandemia que se ha cobrado más de 32 millones de vidas y que continúa siendo uno de los mayores problemas para la salud pública mundial. A finales de 2018 había en el mundo unos 37,9 millones de personas con el VIH.

Documento 1.3

Brotes epidémicos en 2017

Brotes epidémicos reportados a la OMS en 2017		
Enfermedad	Zona geográfica	Brotes
Síndrome respiratorio de Oriente Medio	Omán	1
	Arabia Saudita	15
	Emiratos Árabes Unidos	4
	Omán	1
	Líbano	1
	Qatar	2
Infección humana por el virus de la gripe A	China	23
Dengue	Burkina Faso	1
	Costa de Marfil	1
	Sri Lanka	1
Peste	Madagascar	3
Chikunguña	Italia	2
	Francia	1
Fiebre amarilla	Guayana Francesa (Francia)	1
	Brasil	5
	Surinam	1
Cólera	Kenia	1
	Nigeria	1
Hepatitis E aguda	Nigeria	1
	Níger	1
	Chad	1

Brotes epidémicos reportados a la OMS en 2017		
Enfermedad	Zona geográfica	Brotes
Septicemia meningocócica	Liberia	1
Enfermedad meningocócica	Nigeria	1
	Togo	1
Fiebre de Lassa	Nigeria	1
	Benín, Burkina Faso y Togo	1
Poliovirus circulante de origen vacunal de tipo 2	República Democrática del Congo	1
	República Árabe Siria	1
Brotes de hepatitis A	Regiones de Europa y las Américas	1
Infección por el virus de Zika	India	1
Enfermedad por el virus del Ébola	República Democrática del Congo	1
Virus de Seúl	Estados Unidos de América	1
	Canadá	1
Enfermedad por virus de Marburgo	Uganda	1
	Kenia	1

› Las pandemias

Las epidemias hasta finales del siglo XX tenían una expansión bastante lenta y limitada territorialmente, porque los viajes eran pocos y lentos.

Los enormes cambios en la movilidad que se han producido posteriormente, con millones de personas desplazándose diariamente de unas ciudades a otras y de unos continentes a otros, así como el enorme tránsito de mercancías, han hecho que los agentes patógenos puedan desplazarse también de forma rápida de unos lugares a otros. Esto hace que el riesgo de que un brote epidémico pueda derivar en una pandemia sea mucho mayor.

En las últimas décadas hemos vivido dos pandemias: la del sida y la de la COVID-19, que en 2020 ha causado una gran pandemia, que a fecha actual se mantiene en curso.

¡**Tenlo** en cuenta!

Un **brote epidémico** es la aparición repentina de una enfermedad infecciosa en un lugar específico y en un momento determinado. Si el brote se descontrola y la enfermedad se propaga activamente en un área geográfica concreta, se produce una **epidemia**. Cuando se extiende y llega a afectar a más de un continente, y los casos de cada país ya no son importados sino provocados por trasmisión comunitaria, hablamos de **pandemia**.

›› Cambio climático

El ser humano juega un papel clave en una de las grandes amenazas actuales: el cambio climático. El cambio climático provoca que los casquetes polares se estén fundiendo, que el nivel del mar esté subiendo y que los fenómenos meteorológicos extremos sean cada vez más habituales. En algunas regiones las inundaciones son cada vez más frecuentes, mientras en otras se registran olas de calor y sequías.

La OMS considera que entre 2030 y 2050 el cambio climático causará unas 250.000 defunciones adicionales cada año, debido a la malnutrición, el paludismo, la diarrea y el estrés calórico.

Cabe destacar que el cambio climático está también relacionado con la posibilidad de nuevas epidemias y pandemias. La desforestación y el aumento de temperaturas son factores que pueden favorecer que algunos agentes patógenos puedan pasar a los seres humanos, o que algunas enfermedades infecciosas puedan cambiar su distribución geográfica y aparecer en zonas en las que hasta ahora no se producían. (DOC. 1.4)

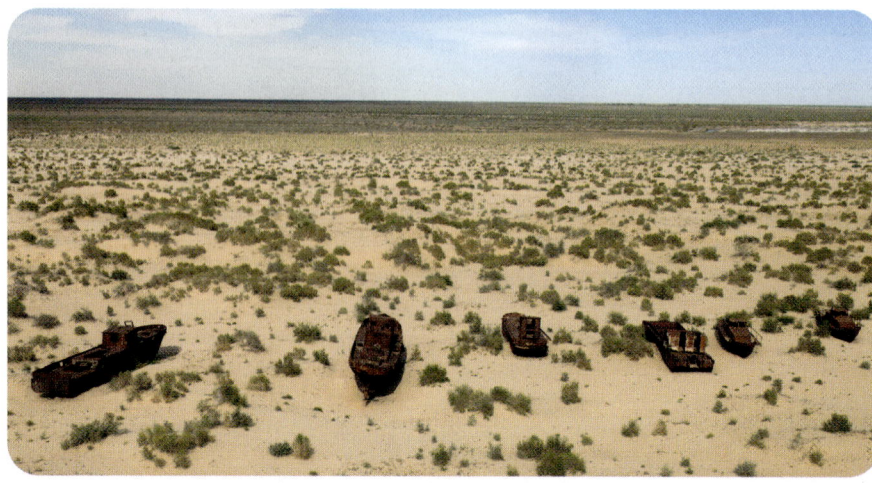

Fig. 1.3.
Desde mediados del siglo
XX diversos lagos se han
secado en el planeta.

Documento 1.4

Coronavirus: cambio climático, comercio de animales vivos y deforestación

La aparición del coronavirus en China, muy posiblemente en un mercado de animales vivos en Wuhan, ha tenido un efecto mariposa en muchas partes del planeta, en las que se están padeciendo las consecuencias de la pandemia de coronavirus, ya en los cinco continentes.

Pero ese efecto mariposa no comenzó ahí, asevera la organización WWF en Italia, que ha publicado un informe que relaciona el cambio climático con el coronavirus. En este trabajo, la organización no gubernamental denuncia varios motivos que pueden propiciar la aparición de nuevos patógenos y virus, como el coronavirus causante de la COVID-19.

Comercio de animales vivos - deforestación - cambio climático

«Los virus, las bacterias y otros microorganismos, como los protozoos y los hongos, desempeñan un papel esencial en los ciclos biogeoquímicos de la biosfera. Constituyen la condición previa para el nacimiento y la persistencia de la vida en la Tierra», comienza el estudio, que recuerda que «sin embargo, algunos de ellos, como las bacterias y virus patógenos o los protozoos parásitos, pueden tener efectos negativos significativos en la salud humana. Este es el caso del coronavirus responsable de la pandemia en curso», concluye.

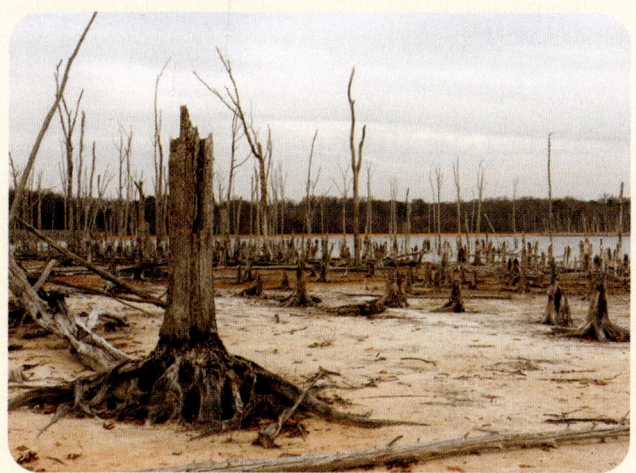

El estudio señala que «en muchos de estos casos, su origen deriva de la transformación de estos patógenos, lo que les permite pasar de animales salvajes a humanos», por culpa «de la destrucción y modificación progresivas de los ecosistemas debido a la penetración del hombre en las últimas áreas no contaminadas del planeta y al comercio a menudo ilegal e incontrolado de especies silvestres que crea un contacto íntimo entre los animales y sus agentes patógenos. Estas enfermedades emergentes pueden tener un coste dramático en términos de vidas humanas y fuertes impactos socioeconómicos», advierte, como se puede ya comprobar con la actual pandemia en China, Italia o España.

Clave para evitar amenazas como la de la COVID-19

Para los autores del estudio es evidente que «el creciente impacto humano sobre los ecosistemas y las especies silvestres, en combinación con el cambio climático global, debilita los ecosistemas naturales y facilita la propagación de patógenos al aumentar la exposición humana a estos riesgos». Finalmente da la clave para evitar la presencia de amenazas como el coronavirus de la COVID-19: «preservar la naturaleza y restaurar los hábitats dañados es una herramienta esencial para preservar nuestra salud y bienestar».

www.redaccionmedica.com (25 de mayo de 2020)

Actividades

1. Pon cinco ejemplos de emergencias colectivas y otros cinco de catástrofes que pudieran afectar a la zona en que resides.

2. Un mismo suceso, ¿puede causar en algunos casos una emergencia colectiva y en otros una catástrofe? Ejemplifica tu respuesta.

3. ¿Qué es un plan de emergencia? ¿En qué tipo de situaciones se aplica?

4. Ante una catástrofe global, ¿crees que disponer de un plan de emergencias en un territorio sirve de algo? Razona tu respuesta.

1.2. Los planes de emergencia

A pesar de todas las precauciones y medidas preventivas que podamos adoptar se seguirán produciendo situaciones de emergencia, aunque en muchos casos sí podremos reducir el número de personas afectadas o la magnitud de sus efectos.

En la posibilidad de poder actuar preventivamente, siempre hay un punto de partida común: el conocimiento. Saber qué puede ocurrir, cómo se desarrollará el suceso y qué factores pueden desencadenar o agravar la situación resulta esencial para identificar las actuaciones más adecuadas para evitarlo o mitigar sus efectos. A partir de esta información se pueden planificar las medidas más oportunas. Todos estos datos, planificaciones y medidas se recopilan en documentos denominados *planes de emergencia*.

> Un **plan de emergencias** (PE) es el documento que recoge la planificación y organización previstas para reducir al mínimo los efectos de una situación de emergencia.

1.2.1. Elaboración de un PE

Planificar las acciones idóneas para que los efectos de una emergencia extraordinaria sean lo menos dañinos posibles requiere un trabajo en varias fases. En cada una de ellas se debe responder a algunas preguntas:

1. **Fase de previsión:**

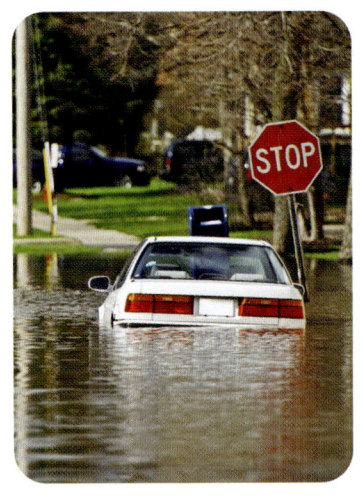

Fig. 1.4.
El primer paso para elaborar un plan de emergencias es determinar qué riesgos se van a incluir en él.

   - **¿Qué puede suceder?** En un primer momento se debe definir con exactitud qué eventos catastróficos pueden producirse y recopilar toda la información relevante sobre ellos, así como sobre los daños que podrían causar.

   - **¿Con qué contamos para enfrentarnos a ello?** Antes de empezar a planificar medidas es necesario saber de qué recursos se dispone, ya que de otra forma se podrían plantear medidas que luego no fuera posible llevar a la práctica. Si se detecta una falta significativa de recursos se puede plantear un incremento de estos antes de seguir con la elaboración del plan.

   Esta fase es esencial, ya que a partir de los datos que se recopilen en ella se van a plantear todas las medidas. Si los datos son incompletos o incorrectos, las medidas no serán las más adecuadas o no se podrán aplicar.

2. **Fase de planificación:**

   - **¿Qué podemos hacer para evitar daños o reducirlos en lo posible?** Conociendo los riesgos y los recursos disponibles ya se pueden planificar medidas destinadas a reducir los riesgos o a mitigar sus efectos en lo posible.

   - **¿Quién se va a ocupar de ello?** Se debe planificar quién deberá poner en práctica cada una de las medidas planificadas y cómo se va a coordinar todo el equipo humano que participará en la respuesta a la emergencia.

Todos los estudios, datos, planificaciones, etc., se recopilan en un documento que constituye el plan de emergencia.

1.2.2. De la elaboración a la ejecución

Una vez elaborado el plan de emergencias se debe proceder a su **implantación**. En esta fase los distintos equipos se preparan y reciben la información y la formación necesarias para que sean capaces de ejecutar las intervenciones planificadas.

Mientras no se produzca una emergencia, se lleva a cabo un **mantenimiento** del plan, para actualizar sus datos e información o incorporar cambios que se puedan producir en el entorno. También se prosigue con la formación del personal y se evalúan los resultados de simulacros y otras actuaciones que ponen a prueba intervenciones planificadas; si es necesario, se introducen mejoras en el plan.

En el momento en que se produce una emergencia o en que se detecta que esta es inminente, se **activa** el plan y se **ejecutan** las acciones planificadas.

En las próximas unidades detallaremos cada una de las fases que hemos mencionado.

Fig. 1.5.
Esquema sobre las fases de un plan de emergencias.

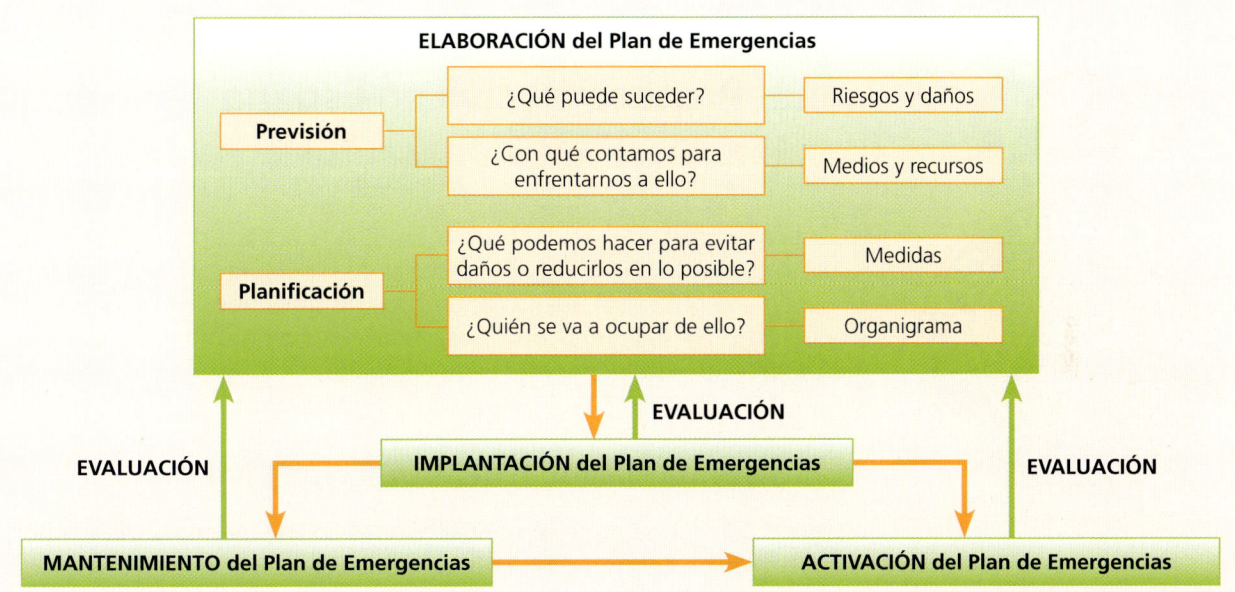

Actividades

5. El próximo sábado vas a ir de excursión con otras tres personas. Tenéis previsto ir en coche y dejarlo en una zona de aparcamiento próxima a la zona de la excursión. Luego, hacer una caminata de unas cuatro horas parando para comer un bocadillo y regresar a casa. Siguiendo el guion de elaboración de un plan de emergencias, responde:

   a) Valora qué incidencias, accidentes o problemas podríais sufrir y qué consecuencias podrían causar.

   b) Detalla de qué dispondréis para enfrentaros a cada uno de esos posibles sucesos.

   c) Piensa en materiales adicionales que os podríais llevar, precauciones y medidas que podrían ayudar para que no sufrierais daños.

   d) Organiza quién se va a responsabilizar de llevar o aplicar las medidas que has previsto en el apartado anterior.

6. Explica qué es la fase de implantación y por qué es una fase tan importante.

1.3. Protección civil

La elaboración de los planes de emergencia y la responsabilidad de su ejecución recaen en las autoridades, que deben crear un sistema capaz de realizar la gestión de emergencias, en todas sus fases. Este sistema, a nivel internacional, se denomina *protección civil*.

> **Protección civil** es la suma de recursos y acciones que, en una zona determinada, tienen por objetivo salvaguardar a la población, los bienes y el entorno natural de situaciones de desastre.

Las funciones de protección civil son amplias y pueden variar de unos países a otros. En general, su existencia responde a tres objetivos:

- Prevenir las situaciones de grave riesgo colectivo o catástrofes.
- Proteger a las personas y los bienes cuando las situaciones descritas se producen.
- Contribuir a la rehabilitación y reconstrucción de las áreas afectadas por estas situaciones.

1.3.1. Protección civil en España

La Ley 17/2015, del Sistema Nacional de Protección Civil define:

> La **protección civil**, como instrumento de la política de seguridad pública, es el servicio público que protege a las personas y bienes garantizando una respuesta adecuada ante los distintos tipos de emergencias y catástrofes originadas por causas naturales o derivadas de la acción humana, sea esta accidental o intencionada.

›› El Sistema Nacional de Protección Civil

A nivel práctico podemos identificar tres niveles de organización y funcionamiento de protección civil: ámbito municipal, autonómico y estatal, que conjuntamente forman el *Sistema Nacional de Protección Civil*.

> El **Sistema Nacional de Protección Civil** integra la actividad de protección civil de todas las administraciones públicas, en el ámbito de sus competencias, con el fin de garantizar una respuesta coordinada y eficiente.

Su función esencial es que todos los procesos se desarrollen de manera coordinada y eficiente en los diferentes niveles competenciales. Esta coordinación entre administraciones se materializa mediante el *Consejo Nacional de Protección Civil*.

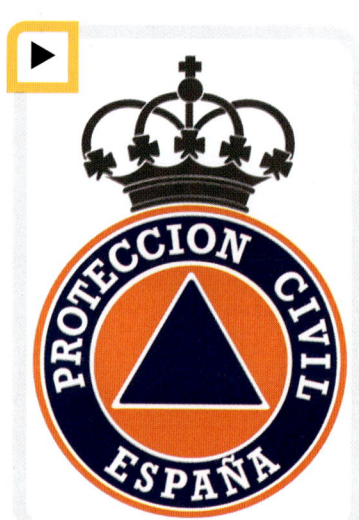

Fig. 1.6.
Logotipo de Protección civil en España. El triángulo azul sobre fondo naranja es el emblema mundial de Protección civil desde las Convenciones de Ginebra de 1949.

¡*Tenlo* en cuenta!

Integran el Consejo Nacional de Protección Civil la ministra o el ministro del Interior, las personas que ostentan la titularidad de los departamentos ministeriales que determine el Gobierno, aquellas que las comunidades autónomas y las ciudades con estatuto de autonomía competentes en materia de protección civil designen para representarlas y la persona, con facultades representativas, que designe la Federación Española de Municipios y Provincias.

> El **Consejo Nacional de Protección Civil** es el órgano de coopera-
> ción en esta materia de la Administración General del Estado, de las
> administraciones de las comunidades autónomas, de las ciudades con
> estatuto de autonomía y de la Administración local.

El Consejo Nacional de Protección Civil aprueba las líneas básicas de la **Estrategia del Sistema Nacional de Protección Civil**, que consiste en analizar prospectivamente los riesgos que pueden afectar a las personas y bienes protegidos por la protección civil y las capacidades de respuesta necesarias, y en formular en consecuencia las líneas estratégicas de acción para alinear, integrar y priorizar los esfuerzos que permitan optimizar los recursos disponibles para mitigar los efectos de las emergencias.

>> Niveles de organización de protección civil

Existen tres ámbitos organización y funcionamiento de protección civil en España: *municipal*, *autonómico* y *estatal*.

> Ámbito estatal

Existen varios organismos con funciones relativas a protección civil:

Gobierno	• Regular la Red Nacional de Información sobre Protección Civil y la Red de Alerta Nacional de Protección Civil. • Aprobar la Norma Básica de Protección Civil, el Plan Estatal General de Protección Civil y los planes especiales de protección civil estatales. • Declarar una zona afectada gravemente por una emergencia de protección civil. • Adoptar los acuerdos de cooperación internacional que corresponda. • Aprobar el Protocolo de Intervención de la UME y de otros medios del Estado. • Las demás que le atribuyan esta ley y el resto del ordenamiento jurídico.
Ministro o ministra del Interior	• Desarrollar las normas de actuación que en materia de protección civil apruebe el Gobierno. • Elaborar la Norma Básica de Protección Civil, el Plan Estatal General y los Planes Especiales de Protección Civil estatales y elevarlos al Gobierno para su aprobación. • Proponer al Consejo de Seguridad Nacional la aprobación de la Estrategia Nacional de Protección Civil. • Declarar la emergencia de interés nacional y su finalización, y asumir las funciones de dirección y coordinación que le correspondan. • Proponer al Gobierno la declaración de zona afectada gravemente por una emergencia de protección civil. • Ejercer la superior dirección, coordinación e inspección de las acciones y los medios de ejecución de los planes de protección civil estatales. • Disponer la intervención de las Fuerzas y Cuerpos de Seguridad del Estado y solicitar del titular del Ministerio de Defensa la colaboración de las Fuerzas Armadas. • Presidir el Consejo Nacional de Protección Civil. • Efectuar la oferta de aportación de equipos de intervención en emergencias en el marco del Mecanismo de Protección Civil de la Unión Europea. • Acordar la movilización de los recursos del Sistema Nacional de Protección Civil para cooperar en terceros países y coordinar a los equipos de ayuda. • Imponer las sanciones por infracciones muy graves previstas en la ley. • Las demás que le sean atribuidas por esta ley y por el resto del ordenamiento jurídico.
Delegados y delegadas del Gobierno	Bajo las instrucciones del Ministerio del Interior, coordinarán las actuaciones en materia de protección civil de los órganos y servicios de la Administración General del Estado de sus ámbitos territoriales, en cooperación a su vez con los órganos competentes en materia de protección civil de las comunidades autónomas y entidades locales.

¡Tenlo en cuenta!

Ley 36/2015 de Seguridad Nacional determina que el Sistema Nacional de Protección Civil pasa a formar parte del Sistema de Seguridad Nacional. En este contexto, la máxima responsabilidad de protección civil recae en el presidente del gobierno y por debajo de él encontramos el Consejo de Seguridad Nacional, que ostenta la competencia para la aprobación, a propuesta del ministro del Interior, de la Estrategia Nacional de Protección Civil.

También existe un organismo específico de protección civil, dependiente del Ministerio del Interior. Se trata de la antigua Dirección General de Protección Civil y Emergencias, que la Ley 17/2015 del Sistema Nacional de Protección Civil ha sustituido por el **Centro Nacional de Seguimiento y Coordinación de Emergencias**. Como funciones destacadas de este centro cabe destacar:

- Gestionar la Red Nacional de Información sobre Protección Civil.
- Gestionar la Red de Alerta Nacional de Protección Civil.
- Divulgar periódicamente datos y estadísticas sobre emergencias y evaluar la conveniencia y forma de utilización de las redes sociales ante una emergencia de protección civil.
- Actuar como centro de coordinación operativa en las emergencias de interés nacional. (DOC. 1.5)
- Actuar como punto de contacto para la comunicación e intercambio de información en el ámbito internacional.

¡Tenlo en cuenta!

La Ley 17/2015 del Sistema Nacional de Protección Civil establece la creación de la Red Nacional de Información de Protección Civil y la Red de Alerta Nacional de Protección, cuya gestión es atribución del Centro Nacional de Seguimiento y Coordinación de Emergencias de Protección Civil.

Documento 1.5

Las emergencias de interés nacional

Según la Norma Básica de Protección Civil (Real Decreto 407/1992), son emergencias en las que está presente el interés nacional:

a) Las que requieran para la protección de personas y bienes la aplicación de la Ley Orgánica 4/1981, de 1 de junio, reguladora de los estados de alarma, excepción y sitio. Esta ley establece que el Gobierno puede declarar el estado de alarma, en todo o parte del territorio nacional, cuando se produzca alguna de las siguientes alteraciones graves de la normalidad:

- Catástrofes, calamidades o desgracias públicas, tales como terremotos, inundaciones, incendios urbanos y forestales o accidentes de gran magnitud.
- Crisis sanitarias, tales como epidemias y situaciones de contaminación graves.
- Paralización de servicios públicos esenciales para la comunidad, cuando no se garantice lo dispuesto en los artículos 28 (punto 2) y 37 (punto 2) de la Constitución, o concurra alguna de las demás circunstancias o situaciones contenidas en este artículo.
- Situaciones de desabastecimiento de productos de primera necesidad.

b) Aquellas en las que sea necesario prever la coordinación de administraciones diversas porque afecten a varias comunidades autónomas y exijan una aportación de recursos a nivel supraautonómico.

c) Las que por sus dimensiones efectivas o previsibles requieran una dirección nacional de las administraciones públicas implicadas.

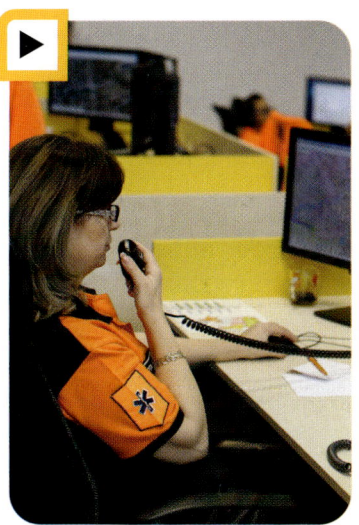

Fig. 1.7.
Los centros 112 y los servicios sanitarios son competencia de las comunidades autónomas.

❯❯ Ámbitos autonómico y municipal

Cada comunidad autónoma dispone de su organismo responsable de protección civil, atendiendo a las pautas estatales y bajo la coordinación del Consejo Nacional de Protección Civil.

Los equipos de emergencias de dependencia autonómica participan en todos los desastres, ya que los centros 112 son de competencia autonómica y sus distintos recursos están presentes en el territorio. En el caso de los ayuntamientos, el nivel de competencias y de obligaciones dependen del número de habitantes que tenga el municipio.

1.3.2. Los planes de protección civil

> Los **planes de protección civil** definen los instrumentos de previsión y los mecanismos que permiten la movilización de los recursos humanos y materiales necesarios para la protección de las personas y de los bienes en caso de emergencia. También establecen el esquema de coordinación de las distintas administraciones públicas llamadas a intervenir.

Los planes de protección civil son de cuatro tipos: el *plan estatal general*, los *planes territoriales*, los *planes especiales* y los *planes de autoprotección*. Dejando de lado el primero, los demás son planes de emergencia.

❯❯ El plan estatal general

Este plan desarrolla:

- La organización y los procedimientos de actuación de la Administración General del Estado para prestar apoyo y asistencia a las otras administraciones públicas, en casos de emergencia de protección civil.

- La organización y los procedimientos de actuación de la Administración General del Estado para ejercer la dirección y coordinación del conjunto de las administraciones públicas en las emergencias declaradas de interés nacional.

La aprobación del Plan Estatal General corresponde al Gobierno, a propuesta del ministro del Interior.

❯❯ Los planes de emergencia

Los planes territoriales, los planes especiales y los planes de autoprotección, que estudiaremos en los próximos apartados, son planes de emergencia con distintas características. Aunque todos ellos tienen unos contenidos similares, los criterios para la elaboración de cada uno de ellos están regulados, para que todos cumplan unos requisitos mínimos y tengan una estructura formal equivalente.

Actividades

7. A nivel mundial, los distintos organismos de protección civil responden a tres objetivos. ¿Cuáles son estos objetivos?

8. Explica qué son el Sistema Nacional de Protección Civil y el Consejo Nacional de Protección Civil.

9. ¿Qué son los planes de protección civil? Cita los distintos tipos de planes que hay.

1.4. Los planes de emergencias de protección civil

Los distintos planes de emergencias deben estar regulados para que sus contenidos sean equiparables y resulte sencillo poder integrar unos en otros si es necesario. La tabla siguiente muestra las principales diferencias que hay entre ellos:

	Elaboración	Riesgos que incluyen	Normas básicas que los regulan
Planes territoriales	La administración competente	Todos los del territorio	Norma Básica de Protección Civil. En el caso de los planes de ámbito inferior al autonómico, las directrices autonómicas para la elaboración de esos planes.
Planes especiales	La administración competente	Un riesgo específico	Norma Básica de Protección Civil Directrices básicas de protección civil.
Planes de autoprotección	El/la titular de la actividad	Todos los del lugar en que se desarrolla la actividad	Norma Básica de Autoprotección. Normas autonómicas. En algunos casos también hay normas municipales.

1.4.1. Los planes territoriales

> Un **plan de protección civil territorial** es aquel que se diseña en previsión de todos los riesgos que se puedan presentar en una zona concreta.

Estos planes parten de la valoración de todos los riesgos posibles en la zona que les corresponde y diseñan unas medidas de actuación por si el riesgo se hace realidad.

≫ Estructura formal de los planes territoriales

La Norma Básica de Protección Civil (Real Decreto 407/1992) establece los requisitos que deben cumplir los planes territoriales en nuestro país, con el fin de que sean homologables y, en caso necesario, puedan integrarse en otros planes de ámbito superior.

Los planes territoriales de protección civil deben incluir, al menos, los siguientes aspectos:

- **Objetivos y alcance**. Los objetivos concretan las metas que se plantean en el plan y el alcance que define su ámbito territorial.

- **Organización**. Se definen quién será el director o directora del plan y qué composición tendrá el Centro de Coordinación Operativa (Cecop). También se prevén la organización y coordinación en caso de que haya varias administraciones implicadas.

- **Activación del plan**. Se determina quién hará la declaración oficial de activación del plan, así como de en qué momento y bajo qué circunstancias deberá hacerlo.

- **Medidas de protección**. Se describen medidas destinadas a proteger a la población. Se deben considerar como mínimo las siguientes medidas:

- Control de accesos.

- Avisos a la población.

- Refugio o aislamiento en los domicilios o en lugares de seguridad.

- Evacuación, en sus diversas variantes.

- Asistencia sanitaria.

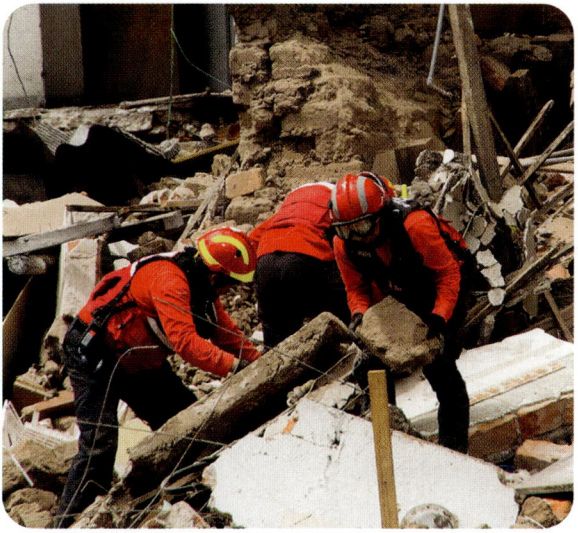

- **Medidas y actuaciones de socorro**. Se describen medidas destinadas a atender a las personas que se encuentren en situaciones que representan una amenaza para la vida. Las medidas que definir son, entre otras:

  - Búsqueda, rescate y salvamento.

  - Primeros auxilios.

  - Evacuación (traslado sanitario de víctimas).

  - Clasificación, control y evacuación de personas afectadas a fines de asistencia sanitaria y social.

  - Asistencia sanitaria primaria.

  - Albergue de emergencia.

  - Abastecimiento.

Fig. 1.8.
El rescate de víctimas es una de las medidas de socorro.

- **Intervenciones para combatir el suceso catastrófico**. Son medidas que tienen por objeto actuar sobre el agente que provoca la catástrofe para eliminarlo, reducirlo o controlarlo.

- **Estructura operativa de respuesta**. Se planifica la estructura operativa necesaria para hacer frente a los efectos de un suceso catastrófico.

- **Articulación de distintos planes**. Se prevé cómo se van a articular los distintos planes aplicables, con homogeneidad de planteamientos, terminología y contenidos.

- **Previsión de las actuaciones en las emergencias**. Se establecen sistemas de alerta precoz y criterios de evaluación del suceso y sus consecuencias en tiempo real.

- **Notificaciones**. Se detallan las autoridades a las que es necesario notificar la existencia de sucesos que puedan producir daños a las personas y bienes.

- **Fases y situaciones**. Se definen en concordancia con las medidas de protección que deben adoptarse y con los correspondientes procedimientos de actuación, que constituyen la base operativa del plan.

- **Medios y recursos necesarios**. Se detallan los medios y recursos, así como los mecanismos de movilización. Se debe incluir también un procedimiento para valorar los daños producidos en la catástrofe y, con base en ellos, determinar los equipamientos y suministros necesarios para atender a la población.

- **Medidas reparadoras**. Son medidas referidas a la rehabilitación de los servicios públicos esenciales.

- **Mecanismos de información**. Se definen los mecanismos más adecuados para informar a la población, especialmente para proporcionar información sobre las medidas que se están aplicando.

- **Implantación y mantenimiento de la eficacia del plan**. Se planifican mecanismos encaminados a garantizar la correcta implantación del plan y el mantenimiento de su eficacia a lo largo del tiempo. Estos mecanismos comprenden: programa de información y capacitación, comprobaciones periódicas, ejercicios y simulacros.

- **Revisión y actualización**. Se planifican mecanismos de revisión y actualización periódicas del plan.

Asimismo, los planes territoriales deben contener diversos anexos:

- El **inventario de riesgos potenciales**. Es el conjunto de riesgos que contempla el plan.

- El **catálogo de recursos movilizables** en caso de emergencia. Los recursos movilizables son los recursos de que se podrá disponer para poner en práctica las distintas intervenciones previstas en el plan.

- Las **directrices de funcionamiento** de los servicios de intervención.

- Los **criterios sobre movilización** de recursos, tanto del sector público como del privado, conforme a un sistema de clasificación homologado.

>> Tipos de planes territoriales

Los principales planes territoriales son los *autonómicos* y los *municipales*, aunque también los hay de otros ámbitos: metropolitanos, supramunicipales, provinciales, etc.

> Planes territoriales autonómicos

Los **planes autonómicos** son planes de protección circunscritos al ámbito territorial de una comunidad autónoma.

Todas las comunidades autónomas tienen la obligación de elaborar un plan de protección civil de ámbito autonómico y presentarlo a homologación al Consejo Nacional de Protección Civil. (Doc. 1.6) Los planes territoriales de una comunidad autónoma suelen tener el carácter de **plan director**, es decir, que establecen cómo se deben integrar los planes de ámbito inferior en su estructura organizativa y funcional.

¡Tenlo en cuenta!

En la próxima unidad estudiaremos los riesgos. De forma simplificada podemos decir que son «aquello que puede suceder».

Documento 1.6

Planes territoriales autonómicos vigentes

Comunidad autónoma	Denominación del plan	Comunidad autónoma	Denominación del plan	Comunidad autónoma	Denominación del plan
Andalucía	PTEAnd	Cataluña	PROCICAT	Islas Baleares	PLATERBAL
Aragón	PLATEAR	Comunidad de Madrid	PLATERCAM	La Rioja	PLATERCAR
Canarias	PLATECA	Comunidad Foral de Navarra	PLATENA	País Vasco	LABI
Cantabria	PLATER-CANT	Comunidad Valenciana	PTECV	Principado de Asturias	PLATERPA
Castilla y León	PLANCAL	Extremadura	PLATERCAEX	Región de Murcia	PLATEMUR
Castilla-La Mancha	PLATECAM	Galicia	PLATERGA		

 Las ciudades autónomas también disponen de planes territoriales: el PLATERME en Melilla y el PLATERCE en Ceuta.

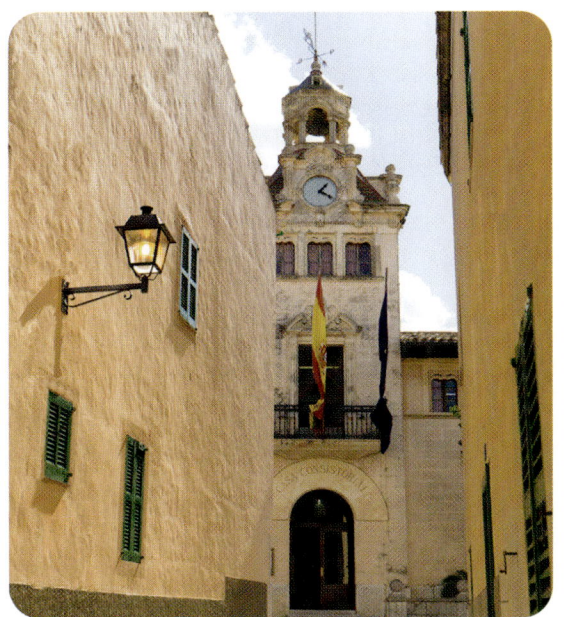

Fig. 1.9.
Los ayuntamientos de poblaciones con más de 20.000 habitantes deben prestar servicios de protección civil (Ley 7/1985, Reguladora de las Bases del Régimen Local).

> **Planes territoriales municipales**

> El **plan de emergencias municipal** (PEM) es el plan territorial de protección civil cuyo ámbito territorial es un municipio.

No es necesario que todos los municipios dispongan de este tipo de planes; las comunidades autónomas establecen qué municipios deben tenerlos y homologan sus planes. En las páginas web de los distintos gobiernos autónomos se pueden consultar los planes aprobados.

Los planes municipales parten de la información de riesgos que proporcionan Protección Civil y las propias comunidades autónomas, que ofrecen datos de los territorios que quedan bajo su ámbito de actuación. Estos planes deben tener en cuenta otros planes vigentes que afecten al municipio.

1.4.2. Planes de emergencias especiales

> Los **planes de emergencias especiales** son aquellos que se diseñan para riesgos concretos, cuyas características requieren unos métodos técnicos y científicos adecuados para evaluarlos y tratarlos.

>> Estructura formal de los planes especiales

La Norma Básica de Protección Civil detalla los contenidos que deben incluir los distintos planes especiales:

- Identificación y análisis del **riesgo** y la evaluación de sus consecuencias.
- **Zonificación** del riesgo.
- Evaluación del suceso en tiempo real para la aplicación oportuna de las **medidas de protección**.
- Composición de la **estructura operativa** del plan, considerando la incorporación de organismos especializados y personal técnico necesario.
- En los riesgos tecnológicos, la determinación de las **actuaciones y responsabilidades de los industriales**.
- Características de la **información a la población**, diferenciando la relativa al conocimiento del riesgo y al conocimiento del plan.
- Establecimiento de **sistemas de alerta**, para que las actuaciones en emergencias sean eminentemente preventivas.
- Planificación de **medidas específicas**, tanto de protección como de carácter asistencial a la población.

>> Tipos de planes especiales

El sistema de protección civil distingue entre dos tipos de planes especiales: los básicos, que se centran en los riesgos bélico y nuclear, y el resto, para los que se mantiene el denominativo de *especiales* y que se refieren a distintos riesgos, como el de inundación o el volcánico.

> Planes especiales básicos

> Los **planes especiales básicos** son planes de emergencias que se refieren a riesgos derivados de situaciones bélicas y de emergencia nuclear.

En estos planes la competencia y la responsabilidad del Estado abarca todas las fases, sin perjuicio de la participación del resto de las administraciones públicas.

En lo que atañe al riesgo nuclear, el plan vigente es el Plan Básico de Emergencia Nuclear (Plaben), que proporciona las pautas básicas en relación con la respuesta en el exterior de las centrales nucleares, ya que en su interior están vigentes los planes de autoprotección de cada central.

En aplicación de las bases establecidas en el Plaben, cada central nuclear desarrolla su propio plan de respuesta exterior.

Existe además el Plan de Emergencia Nuclear del nivel Central de Respuesta y Apoyo (PENCRA). Este plan, válido para todas las centrales, prevé las actuaciones en la fase de emergencia; es decir, no incluye aspectos relativos a las fases de previsión ni de rehabilitación.

> Planes especiales

En los ámbitos territoriales que lo requieren se elaboran planes especiales para, al menos, los riesgos siguientes: inundaciones, incendios forestales, sismos, volcanes, transporte de mercancías peligrosas y accidentes graves en los que intervienen sustancias peligrosas.

En función del ámbito territorial diferenciamos entre planes *autonómicos* y planes *estatales*, aunque también hay municipios que disponen de algún plan especial, para riesgos concretos que afecten a su territorio.

* **Planes especiales autonómicos**. Son planes elaborados por las comunidades autónomas para hacer frente a los riesgos específicos que hemos detallado en sus respectivos territorios.

    Para elaborar estos planes y que sean homologados, Protección Civil establece unas **directrices básicas**, que establecen cómo deben ser y qué información deben incorporar. (Doc. 1.7)

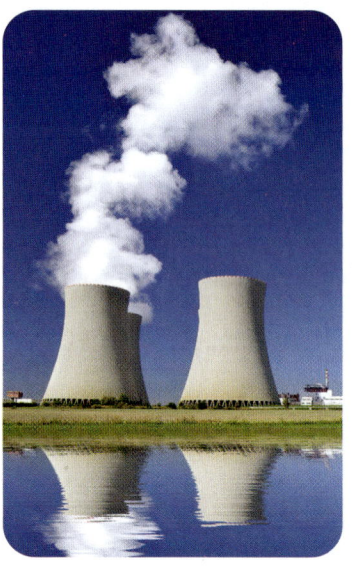

Fig. 1.10.
Las centrales nucleares deben tener sus planes de autoprotección, pero además Protección Civil elabora planes de emergencia básicos para la zona exterior.

Documento 1.7

Directrices básicas para cada uno de los riesgos que exigen un plan especial

* Directriz básica de Protección Civil ante el riesgo de inundaciones.
* Directriz básica de Protección Civil ante el riesgo de incendios forestales.
* Directriz básica de Protección Civil ante el riesgo sísmico.
* Directriz básica de Protección Civil ante el riesgo de accidentes en los transportes de mercancías peligrosas por carretera y ferrocarril.
* Directriz básica de Protección Civil ante el riesgo volcánico.
* Directriz básica de Protección Civil para el control y planificación ante el riesgo de accidentes graves en los que intervienen sustancias peligrosas.

También se ha elaborado recientemente una guía técnica para la elaboración de los planes de emergencia de presas.

- **Planes estatales**. Estos planes incluyen mecanismos de apoyo a los planes de las comunidades autónomas y la organización necesaria en el caso de que la situación sea declarada de interés nacional y que, en consecuencia, pase a quedar bajo dirección del Estado.

  - En el caso de emergencias que se puedan resolver mediante los medios y recursos gestionados por los planes de comunidades autónomas, el plan estatal juega un papel complementario a estos.

  - Cuando la emergencia se declara de interés nacional, la dirección pasa a ser ejercida por el/la ministro/a del Interior, y el plan estatal organiza y coordina todos los medios y recursos intervinientes en la emergencia.

Documento 1.8

Algunos planes estatales

- Plan nacional de predicción y vigilancia de fenómenos meteorológicos adversos de la agencia estatal de meteorología (versión 8, de 2018).

- Plan estatal de protección civil ante el riesgo radiológico (2015).

- Plan estatal de protección ante el riesgo símico (2014).

- Plan estatal de protección civil ante el riesgo volcánico (2013).

- Plan estatal de protección civil ante el riesgo químico (2012).

- Plan estatal de protección civil ante el riesgo de inundaciones (2011).

- Plan nacional de preparación y respuesta ante una pandemia de gripe (2005).

- Plan nacional de acciones preventivas contra los efectos del exceso de temperaturas sobre la salud (2004).

1.4.3. Planes de autoprotección

Además de los planes que elaboran las distintas administraciones públicas, existe otro tipo de planes de emergencias, los *planes de autoprotección*.

> El **plan de autoprotección** es el documento en el que figuran las medidas preventivas y las actuaciones previstas ante posibles situaciones de emergencia que puedan ocurrir en un centro, establecimiento, espacio, instalación o dependencia.

Los planes de autoprotección abordan la identificación y evaluación de los riesgos, las acciones y medidas necesarias para la prevención y control de riesgos y las medidas de protección y otras actuaciones que se deben adoptar en caso de emergencia respecto a una determinada actividad.

El objetivo básico y la estructura de este tipo de planes son prácticamente los mismos que en el caso de los que elaboran las administraciones públicas, aunque con algunas diferencias importantes:

- El ámbito se limita a las instalaciones del centro, establecimiento, espacio o dependencia. Por ejemplo, un centro comercial, un estadio deportivo, una fábrica, un aeropuerto, etc.

- La responsabilidad de la elaboración del plan es del titular de la actividad, aunque debe hacerla personal técnico especializado, siguiendo las pautas establecidas por protección civil.

» Normativa

La Norma Básica de Autoprotección (NBA) de los centros, establecimientos y dependencias dedicados a actividades que puedan dar origen a situaciones de emergencia (Real Decreto 393/2007) determina qué actividades deben contar con planes de autoprotección y cómo deben elaborarlos.

La NBA establece el mínimo aplicable en este tipo de planes, aunque las comunidades autónomas y también las entidades locales pueden decretar, en el ámbito de sus competencias, umbrales más restrictivos que los que establece el Real Decreto. Las comunidades autónomas deben crear un registro de los planes de autoprotección que corresponden a su ámbito territorial.

» Ámbito de aplicación

El anexo I de la Norma Básica de Autoprotección es el catálogo completo de actividades que deben contar con planes de autoprotección. No reproduciremos el catálogo completo, pero sí destacamos algunas de las actividades que recoge:

- **Espectáculos públicos y actividades recreativas**. Deben tener plan de autoprotección los lugares, recintos e instalaciones en las que se celebren eventos regulados por la normativa vigente en materia de espectáculos públicos y actividades recreativas que cumplan las siguientes características:

  - Se desarrollen en espacios cerrados con capacidad igual o superior a 2.000 personas o que tengan una altura de evacuación igual o superior a 28 m.

  - Se desarrollen en instalaciones cerradas desmontables o de temporada con capacidad o aforo igual o superior a 2.500 personas.

  - Se desarrollen al aire libre, con una capacidad igual o superior a 20.000 personas.

- **Actividades sanitarias**. Deben tener plan de autoprotección los establecimientos sanitarios con una disponibilidad igual o superior a 200 camas, una altura de evacuación igual o superior a 28 m o una ocupación igual o superior a 2.000 personas.

- **Actividades docentes**. Deben tener plan de autoprotección los establecimientos de uso docente destinados a personas con discapacidad física o psíquica o a otras personas que no puedan realizar una evacuación por sus propios medios, así como cualquier otro establecimiento de uso docente siempre que disponga de una altura de evacuación igual o superior a 28 m o de una ocupación igual o superior a 2.000 personas.

- **Actividades residenciales públicas**. Deben tener plan de autoprotección las residencias y los centros de día públicos destinados a personas mayores, a personas con discapacidad física o psíquica o, en general, a 100 o más personas que no puedan realizar una evacuación por sus propios medios. También cualquier otro establecimiento de uso residencial público cuya altura de evacuación sea igual o superior a 28 m o cuya ocupación sea igual o superior a 2.000 personas.

- **Otras actividades**. También deben tener plan de autoprotección las instalaciones y actividades siguientes:

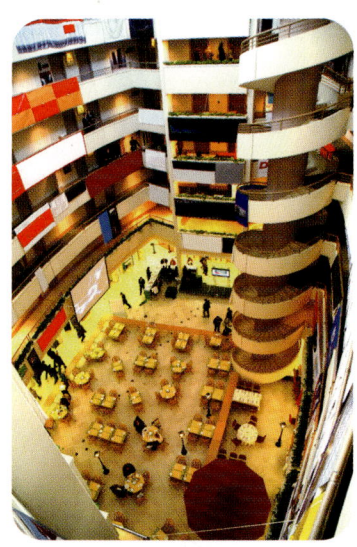

Fig. 1.11.
Cuando los edificios que albergan actividades de cualquier tipo tienen una altura de evacuación igual o superior a 28 m o una ocupación igual o superior a 2.000 personas deben disponer de un plan de autoprotección.

- Todos los edificios que alberguen actividades comerciales, administrativas, de prestación de servicios o de cualquier otro tipo, cuando la altura de evacuación del edificio sea igual o superior a 28 m o tengan una ocupación igual o superior a 2.000 personas.

- Las instalaciones cerradas desmontables o de temporada con capacidad igual o superior a 2.500 personas.

- Las instalaciones de *camping* con capacidad igual o superior a 2.000 personas.

- Las actividades desarrolladas al aire libre con un número de asistentes previsto igual o superior a 20.000 personas.

» Estructura formal de los planes de autoprotección

Los planes de autoprotección están regulados por el Real Decreto 393/2007, por el que se aprueba la Norma Básica de Autoprotección de los centros, establecimientos y dependencias dedicados a actividades que puedan dar origen a situaciones de emergencia.

La Norma Básica de Autoprotección establece que el plan debe incluir:

- Identificación de los titulares y del emplazamiento de la actividad.

- Descripción detallada de la actividad y del medio físico en el cual se desarrolla.

- Inventario, análisis y evaluación de riesgos.

- Inventario y descripción de las medidas y medios de autoprotección.

- Programa de mantenimiento de instalaciones.

- *Plan de actuación ante emergencias*, que ampliamos a continuación.

- Integración del plan de autoprotección en otros de ámbito superior.

- Implantación del plan de autoprotección, es decir, preparar todo lo necesario y formar al personal para que el plan quede operativo.

- Mantenimiento de la eficacia y actualización del plan de autoprotección, mediante sistemas equivalentes a los que se aplican en los planes de protección civil.

› Plan de actuación ante emergencias

Vemos que una de las partes que, según la norma de autoprotección, deben incluir los planes de autoprotección es el *plan de actuación ante emergencias*.

> El **plan de actuación en emergencias** es la parte del plan de autoprotección que debe detallar los posibles accidentes o sucesos que pudieran dar lugar a una emergencia y establece los procedimientos de actuación que se deben aplicar en cada caso.

Este plan se refiere a posibles emergencias que puedan ocurrir durante la actividad normal, no durante la realización de eventos extraordinarios que se organicen en ese espacio. En este segundo caso se debe preparar un dispositivo de riesgos previsibles, que estudiaremos en la segunda parte de este módulo.

¡*Tenlo* en cuenta!

Algunos planes de protección civil también incorporan un plan de actuación en emergencias, en el que se extrae del plan todo aquello que se debe poner en práctica en caso de emergencia.

El plan de actuación ante emergencias debe incluir:

- Identificación y clasificación de las emergencias en función del tipo de riesgo, de la gravedad y de la ocupación del lugar y los medios humanos disponibles.

- Procedimientos de actuación ante emergencias:
  - Cómo se va a detectar la emergencia.
  - Cómo se va a dar la alarma.
  - Qué mecanismos de respuesta para hacer frente a la emergencia se van a activar.
  - Cómo se efectuará la evacuación de las personas o su confinamiento en una zona segura hasta que pase el peligro.
  - Cómo se prestarán los primeros auxilios.
  - Cómo se gestionará la recepción de las ayudas externas.

- Identificación y funciones de las personas y equipos que llevarán a cabo los procedimientos de actuación en emergencias.

- Identificación de la persona responsable de la puesta en marcha del plan de actuación ante emergencias.

Actividades

10. Explica en qué se diferencia un plan de protección civil de un plan de autoprotección. ¿Y un plan territorial de un plan especial?

11. ¿A qué riesgos hacen referencia los planes básicos? ¿De quién son competencia estos planes?

12. Localiza en un mapa las centrales nucleares que hay en España. ¿Por qué crees que los planes de emergencia nuclear son de competencia estatal?

13. Protección Civil publica directrices para la elaboración de planes de emergencia. Explica qué son y qué objetivo tienen.

14. ¿Qué significa que un plan es director?

15. ¿Qué objetivos tiene un plan de autoprotección?

16. En grupos de tres o cuatro personas, localizad el plan de emergencias territorial de vuestra comunidad autónoma. Leedlo con atención y buscad los contenidos mínimos que deben tener estos planes y que se han presentado en este apartado.

17. En grupos de tres o cuatro personas, localizad los planes especiales de que dispone vuestra comunidad autónoma. Escoged uno de ellos y buscad la directriz que le corresponde. Comparad ambos documentos y valorad si el plan sigue las pautas de la directriz.

18. En grupos de tres o cuatro, localizad en la consejería de educación de vuestra comunidad las instrucciones que proporcionan a los centros para elaborar los planes de autoprotección. Si no lo encontráis, buscad el de cualquier otra comunidad. Leedlo con atención y contestad:

  a) ¿Contiene toda la información que prevé la Norma Básica de Autoprotección?

  b) ¿Quién debe elaborar el plan?

  c) ¿Qué actuaciones de implantación y mantenimiento prevé?

  d) ¿Qué explica en lo que concierne a los planos?

  e) ¿Cómo se organiza la comisión responsable?

Ahora **practica**

Actividad 1.1. **Actuación en un incendio**

En parejas o en pequeños grupos, leed el siguiente artículo y contestad a las preguntas que hay a continuación.

Desalojan un *camping* y dos masías por el incendio de Castellet i la Gornal

El incendio que está afectando este martes por la tarde a Castellet i la Gornal (Barcelona) y los municipios de Vilanova i la Geltrú, Olivella y Canyelles ha obligado a desalojar preventivamente un *camping* y dos masías de la zona de la Talaia.

Según ha informado la Dirección General de Protección Civil, hay varias urbanizaciones afectadas por el humo, por lo que recomiendan a la población y especialmente a bebés, ancianos y personas con enfermedades respiratorias que se confinen en casa y sigan las indicaciones de los servicios de emergencias.

Aconsejan además que si el humo se hace muy presente y empieza a generar molestias, se contacte inmediatamente con el número de emergencias 112.

Protección Civil, de acuerdo con el Cuerpo de Bomberos de la Generalitat, ha activado la fase de alerta del Plan de Emergencias contra Incendios Forestales Infocat a raíz de este incendio, que ha movilizado 18 dotaciones terrestres y cinco aéreas.

Vilanova i la Geltrú ha activado su Plan de Actuación Municipal (PAM) en fase de emergencia como consecuencia del incendio.

El fuego se ha iniciado sobre las 16.30 horas, provocando una columna de humo visible desde otros municipios de la zona. Ha obligado a cortar la carretera BV-2115, en ambos sentidos de la marcha, a su paso por este municipio, y la C-32 en Vilanova i la Geltrú, a la altura del kilómetro 19, y se está desviando el tráfico hacia la C-31, ha informado el Servei Català del Trànsit (SCT).

La Vanguardia, 12/06/2012

---

a) ¿Qué planes se han activado en este incendio? ¿De qué tipo es cada uno de ellos? ¿Qué autoridad habrá homologado cada uno de ellos?

b) Si se activa un plan de ámbito autonómico, ¿tiene sentido activar también uno municipal?

c) Leyendo la noticia verás que Protección Civil ha facilitado a la población, por medio de los medios de comunicación, información sobre cómo actuar. ¿Creéis que ese tipo de comunicaciones se deben planificar en el plan de emergencias?

Actividad 1.2. **Un plan de autoprotección**

En parejas o en pequeños grupos, responded:

a) Según la Norma Básica de Autoprotección, ¿todos los centros escolares tienen obligación de disponer de un plan de autoprotección? A pesar de ello, ¿es posible que tengan la obligatoriedad de tenerlo?, ¿qué administración puede determinar esa obligatoriedad no prevista en la norma básica?

b) Averiguad si vuestro centro dispone de plan de autoprotección. En caso afirmativo, conseguid una copia.

c) Leedlo con atención y detectad qué grupos de contenidos incluye.

d) El documento, ¿incluye información sobre simulacros?

e) Localizad los riesgos que detalla el documento y valorad si hay otros riesgos que consideréis que también debería incluir.

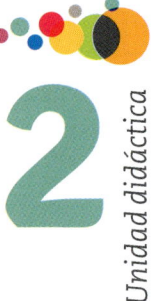

2
Unidad didáctica

La fase de previsión de un PE

Contenidos

- La fase de previsión.
- El inventario de riesgos potenciales.
- El catálogo de recursos movilizables.

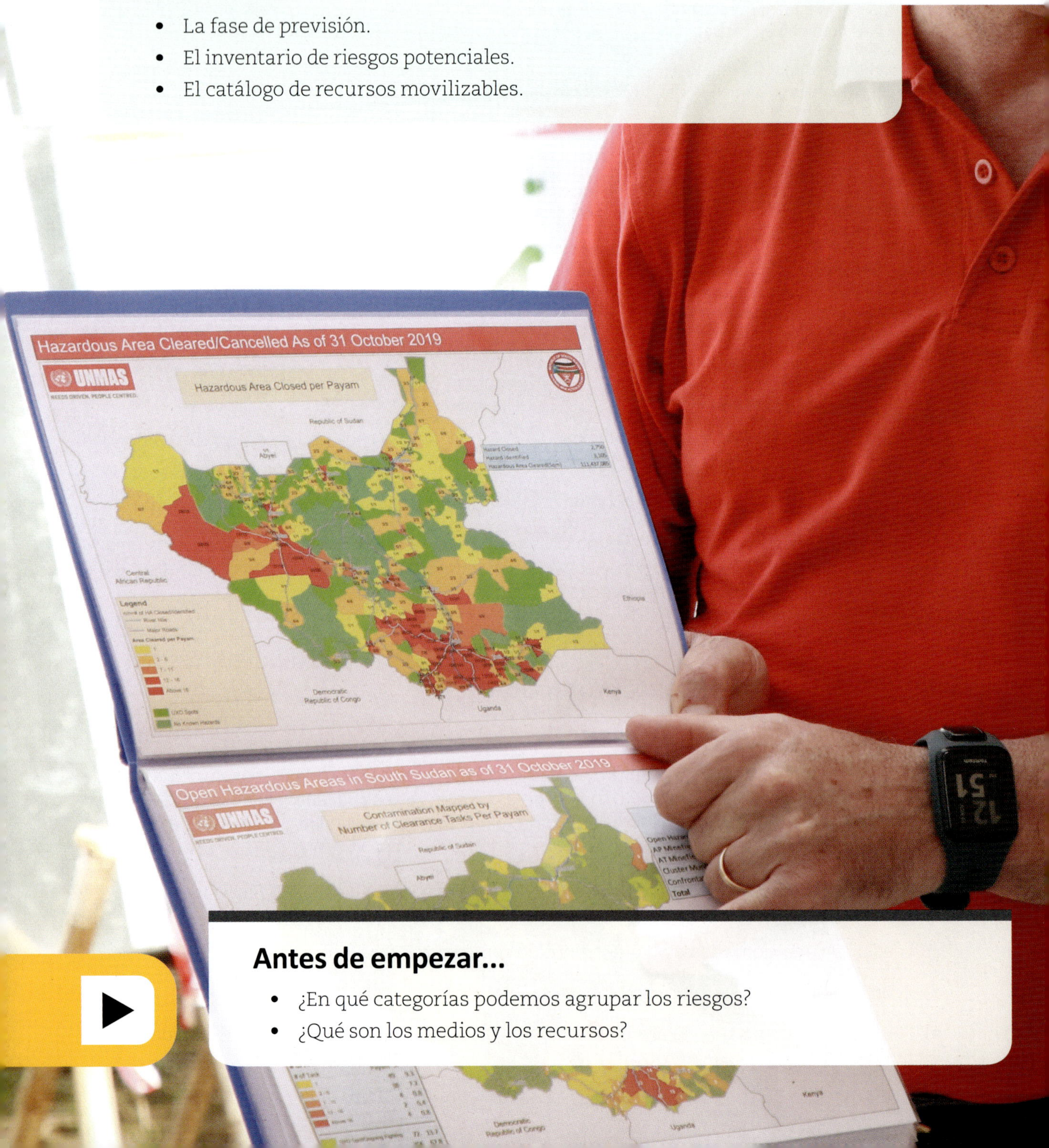

Antes de empezar...

- ¿En qué categorías podemos agrupar los riesgos?
- ¿Qué son los medios y los recursos?

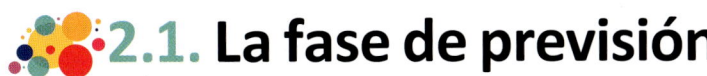 2.1. La fase de previsión

La elaboración de un plan de emergencias (PE) debe empezar con la identificación y análisis de los riesgos y sus posibles efectos, y también valorando de qué medios y recursos se dispone. Esta fase se denomina de *previsión* o de *anticipación*.

> En la **fase de previsión** o **de anticipación** se obtiene toda la información necesaria sobre los distintos *riesgos* presentes en una zona, los *daños* que pueden causar y los *medios y recursos* de que se dispone para actuar en caso de emergencia.

En esta fase, por tanto, se buscan respuestas a las preguntas:

- **¿Qué puede suceder?** Se refiere a los riesgos identificados y los daños que pueden causar. La información que responde a esta pregunta se recopila en un **inventario de riesgos potenciales**.

- **¿Con qué contamos para enfrentarnos a ello?** La información sobre los medios y recursos disponibles se recopila en un **catálogo de recursos movilizables.**

Ambos documentos formarán parte del plan de emergencias. A lo largo de esta unidad estudiaremos qué información incluyen, pero antes es necesario definir dos conceptos que están en el punto de partida de cualquier plan de emergencias: *riesgo* y *daño.*

2.1.1. Los riesgos

Saber qué puede suceder en un territorio resulta imprescindible para planificar medidas efectivas. Por ejemplo, si en una zona hay un volcán activo, habrá riesgo de que entre en erupción y cause daños.

> El **riesgo** es la eventualidad de daños colectivos graves que se pueden producir por sucesos de cualquier naturaleza.

Fig. 2.1.
Los desastres naturales son muy habituales.

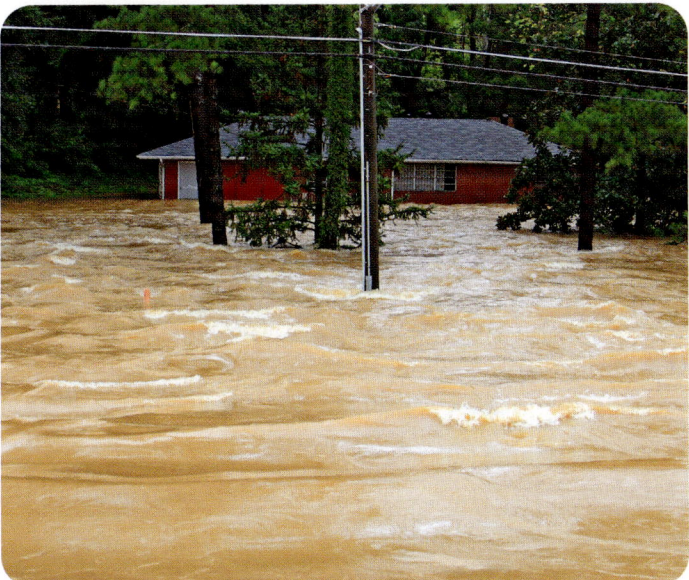

›› Clasificación de los riesgos

Los riesgos se suelen clasificar en tres categorías, según su origen: *naturales*, *tecnológicos* y *antrópicos*.

- **Riesgos naturales**: derivan de causas naturales. Los que se deben a fenómenos geológicos o meteorológicos desencadenan desastres que se conocen como **desastres naturales** (terremotos, tsunamis, riadas, etc.). Otros riesgos tienen un origen natural, aunque la actividad humana tiene una influencia clara en su desarrollo. Es el caso de epidemias, pandemias y plagas, causadas por agentes biológicos, y que tienen peores efectos cuanto mayor es la densidad humana en la zona afectada.

- **Riesgos tecnológicos**: derivan de la aplicación y uso significativo de las tecnologías. Se incluyen en este grupo todo tipo de accidentes en infraestructuras, empresas o transportes de materiales peligrosos, entre otros.

- **Riesgos antrópicos**: derivan de la actividad humana. Es el caso de hambrunas, accidentes en locales o zonas con gran concurrencia de público, problemas en el suministro de agua o alimentos, conflictos bélicos, etc.

La tabla siguiente recoge algunos ejemplos de los riesgos de cada una de estas categorías.

Riesgos naturales	**Geológicos**	Movimientos de faldas de montaña. Deslizamientos.	Desprendimientos. Fallos de terreno (derrumbe).
	De inundación	Acumulaciones fluviales. Riadas.	Colapso de presas.
	Climáticos	Sequías extraordinarias. Nevadas. Aludes. Vientos.	Granizadas. Temporales y tormentas. Heladas.
	Sísmico y volcánico	Erupciones volcánicas. Terremotos.	Maremotos. Tsunamis.
	Biológicos	Epidemias y pandemias.	Plagas.
	Cósmicos	Caídas de objetos procedentes del espacio exterior.	
Riesgos tecnológicos	**Industriales**	Fabricación, manipulación y almacenamiento de productos químicos peligrosos. Fabricación y almacenamiento de explosivos y municiones. Extracción de minerales e industrias asociadas. Plantas de tratamiento de residuos tóxicos y peligrosos.	
	Asociados al transporte de materias peligrosas	Transporte aéreo de materias peligrosas. Transporte marítimo y fluvial de materias peligrosas. Transporte en ferrocarril de materias peligrosas. Transporte rodado de materias peligrosas.	
	De derrumbe e incendio en industrias		
	Nuclear	Centrales nucleares. Instalaciones radiológicas y de materias radiactivas.	
Riesgos antrópicos	**De derrumbe e incendio en edificios**		
	De anomalías en los suministros básicas a la población	Alimentos, agua, gas, electricidad, etc.	
	Asociado al transporte público	Transporte público aéreo. Transporte público marítimo y fluvial. Ferrocarril y metropolitanos. Tránsito rodado público y privado. Centros neurálgicos de control.	
	Asociado a grandes concentraciones humanas	Locales y edificios de pública concurrencia. Centros lúdicos, recreativos y deportivos. Eventos multitudinarios.	
	Accidentes y desapariciones	En montaña, mar, estanques, ríos y pantanos, cuevas y subsuelo, etc.	
	Contaminaciones	De alimentos. De aguas, de origen no tecnológico. De la atmósfera, de origen no tecnológico.	
	Atentados y acciones bélicas		

2.1.2. Los daños

Los riesgos nos hablan de la posibilidad de que ocurra un suceso que pueda causar *daños* sobre personas o bienes materiales.

> En general, podemos decir que un **daño** es cualquier efecto negativo de un suceso.

Los efectos negativos pueden ser de naturaleza muy diversa. A menudo se establece una diferenciación entre:

- **Daños materiales**. Son daños en infraestructuras, edificios, instalaciones, obras de arte o cualquier otra construcción u objeto.

- **Personas afectadas**. Son personas que sufren lesiones o enfermedades a causa del suceso. Se incluyen también las que han tenido que ser evacuadas, desplazadas o reubicadas y las que han sufrido daños en sus medios de vida o en sus bienes.

⟩⟩ Exposición, vulnerabilidad y capacidad

El nivel de daños que puede ocasionar un suceso está ligado a tres condiciones: la *exposición*, la *vulnerabilidad* y la *capacidad*.

⟩ La exposición

> La **exposición** se refiere a la ubicación de personas, objetos o estructuras que las sitúa en un lugar en el que pueden sufrir los efectos del fenómeno.

Por ejemplo, un edificio construido en una zona inundable estará *expuesto* a sufrir daños si se produce una riada o una persona que trabaja de cajera en un supermercado estará *expuesta* a contagiarse durante una epidemia, ya que tendrá contacto cercano con muchas personas a lo largo de cada jornada laboral.

⟩ La vulnerabilidad

> La **vulnerabilidad** es el grado de predisposición de un elemento (persona, edificio, etc.) a sufrir daños.

Así, ante un mismo grado de exposición a un fenómeno, dos elementos sufrirán distintos daños dependiendo del grado de vulnerabilidad que tenga cada uno de ellos. Por ejemplo, un edificio construido siguiendo normas de protección sísmica será menos vulnerable ante un terremoto que otro que no cumpla ese requisito, y del mismo modo un bebé será más vulnerable ante cualquier suceso que una persona adulta sana. Este concepto de puede aplicar de forma:

- **Particular**. Por ejemplo, la vulnerabilidad de un edificio o de una persona con base en características propias de ese edificio o de esa persona.

- **Colectiva**. Por ejemplo, una ciudad será vulnerable ante un terremoto si la mayoría de sus edificios lo son, o el colectivo de personas de edad avanzada será más vulnerable que otros colectivos ante muchos desastres.

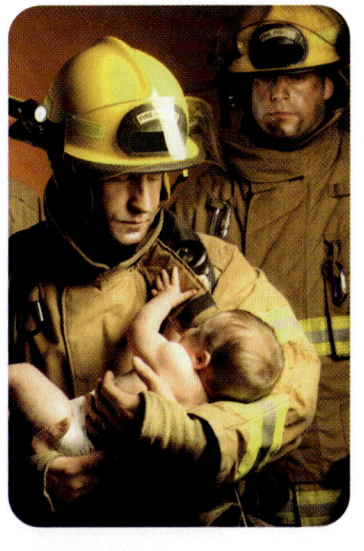

Fig. 2.2.
Los bebés son más vulnerables que otros colectivos ante cualquier desastre.

> La capacidad

> La **capacidad** se refiere a la que tiene la organización, comunidad o sociedad para gestionar y reducir los riesgos de desastres.

Esta capacidad deriva del correcto funcionamiento y coordinación de diversos sectores, como el sistema sanitario, la legislación, la organización de seguridad o el estudio y seguimiento de riesgos, entre muchos otros.

Un colectivo con una buena capacidad podrá anticiparse a algunos desastres y adoptar medidas de respuesta rápida en otros, lo que reducirá los daños que provocarán.

>> Clasificación de los daños

Atendiendo al momento en que se manifiestan podemos clasificar los daños en *directos*, *indirectos* y *diferidos o tardíos*. La tabla siguiente muestra algunos ejemplos de los tres tipos de daños en el caso de un huracán:

Daños directos	Daños indirectos	Daños diferidos
• Víctimas mortales. • Personas heridas. • Casas derrumbadas. • Tiendas y empresas derrumbadas. • Afectación de carreteras. • Pérdida del cableado eléctrico de la ciudad. • Rotura de conducciones de distribución de agua. • Rotura de conducciones de gas.	• Fallecimientos por imposibilidad de que la asistencia llegue. • Accidentes de tráfico por el mal estado de las carreteras. • Explosiones por fuga de gas durante el rescate de víctimas. • Personas que pierden el trabajo por el derrumbe de su empresa.	• Secuelas en víctimas que no recibieron la mejor atención en su momento. • Complicación de enfermedades crónicas por la imposibilidad de hacerles un seguimiento adecuado. • Personas que pierden su vivienda tras haber perdido su trabajo. • Personas que no tienen posibilidad de adquirir alimentos.

> Daños directos

Son los daños que se producen de forma inmediata, mientras se desarrolla el suceso y como consecuencia directa de este.

Lógicamente, cuanto mayores sean la exposición y la vulnerabilidad, mayores serán los daños directos.

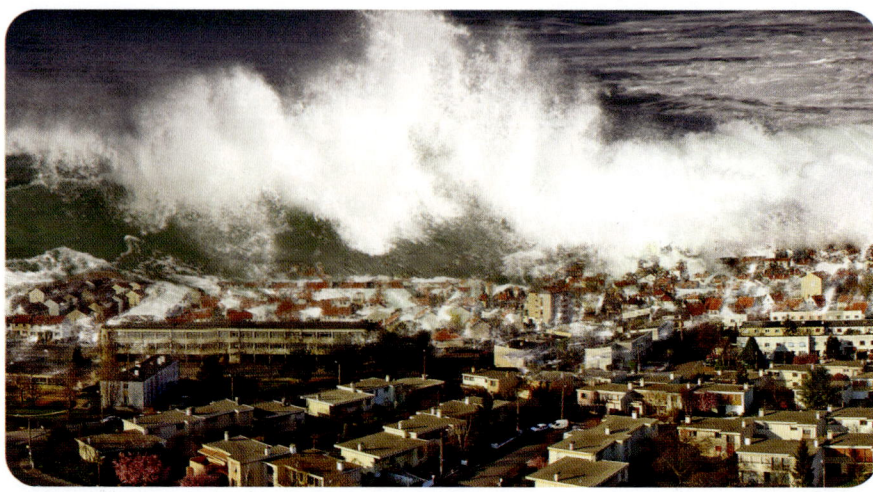

Fig. 2.3.
Los daños directos se producen durante el desarrollo del suceso.

❯ Daños indirectos

Son daños que derivan de los daños directos. Por ejemplo, un accidente de tránsito causado por una grieta en la carretera que se ha formado durante un terremoto. La afectación de la carretera sería un daño directo y el accidente, uno indirecto.

Las personas o estructuras vulnerables serán más susceptibles de sufrir estos daños. Por ejemplo, una persona de edad avanzada que ha resultado herida y no recibe ayuda tendrá más posibilidades de sufrir daños indirectos, como una caída al intentar salir del lugar en que está atrapada o una descompensación de algún trastorno crónico mientras espera ayuda, que una persona joven y sana que se encuentre en la misma situación.

También cabe destacar los daños directos, y posteriormente los indirectos, hacen cambiar las vulnerabilidades. Así, personas heridas, que quizás antes no eran vulnerables, ahora pasan a serlo, o edificios que no eran vulnerables ahora lo son porque han sufrido daños estructurales. Esto abre la puerta a que se sigan produciendo daños, ya que el nivel global de vulnerabilidad va aumentando con cada daño.

Otro factor muy importante es la capacidad. Si la comunidad dispone de un buen sistema de gestión de emergencias, será capaz de proporcionar una buena respuesta y actuar de forma rápida para prevenir los daños indirectos que puedan producirse, lo que limitará el impacto del suceso.

❯ Daños diferidos o tardíos

Son los efectos a largo plazo de un suceso. Dependen de los daños directos e indirectos que se hayan producido y, en gran parte, de la capacidad del sistema.

Estos daños se reflejan en todos los ámbitos: economía, educación, salud, infraestructuras, etc. En países con poca capacidad de previsión y respuesta ante desastres, los daños directos e indirectos desencadenan un gran número de daños tardíos, que hacen necesaria la ayuda externa durante largos periodos de tiempo.

❯❯ El efecto dominó

Cada uno de los daños directos que provoca un suceso catastrófico puede generar daños indirectos, los cuales, a su vez, pueden ser causa de nuevos daños, en lo que se denomina un *efecto dominó*.

> El **efecto dominó** es la concatenación de daños que se produce a partir de un daño grave.

Imaginemos que un huracán, una inundación o cualquier otro desastre provoca que la única carretera de acceso a una población quede intransitable. Este daño directo, por efecto dominó, provocará otros.

Así, se pueden producir accidentes de tránsito en esa carretera dañada. También se verá dificultado el acceso de los equipos de rescate, lo que hará que algunas víctimas que están atrapadas no puedan ser rescatadas a tiempo. Además, personas sin formación que están sobre el terreno intentan hacer rescates y pueden provocar al hacerlo nuevos derrumbes o sufrir accidentes.

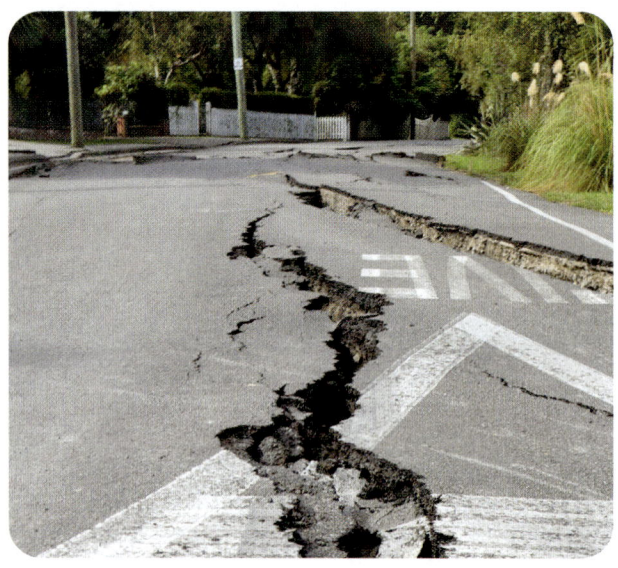

Fig. 2.4.
Actuar rápidamente sobre los daños evita el efecto dominó.

Como es lógico, actuar de forma rápida y eficaz sobre los daños directos evita o reduce el efecto dominó y la aparición de daños secundarios. Respecto a este control se maneja un concepto: la *demultiplicación*.

> La **demultiplicación** es el esfuerzo que se hace para evitar que un daño continúe propagándose, es decir, para detener el efecto dominó.

Siguiendo con el ejemplo anterior, el rápido control y señalización de la carretera afectada para evitar accidentes y el traslado en helicóptero de equipos especializados para poder emprender rápidamente las tareas de rescate y asistencia sanitaria son actividades de demultiplicación.

Para que este tipo de medidas se puedan poner es práctica es necesario que en el estudio de riesgos se hayan previsto los daños indirectos que pueden causar. De esta forma se podrán plantear medidas preventivas y también se podrán planificar las medidas de demultiplicación más adecuadas.

Actividades

1. ¿Qué relación existe entre los riesgos y los planes de emergencia?

2. Lee la tabla que contiene los distintos tipos de riesgos, ¿cuáles crees que se dan en tu municipio?

3. Escribe una frase que contenga las expresiones *plan de emergencias, riesgo, daño y vulnerabilidad*.

4. Para cada uno de los elementos siguientes valora su nivel de vulnerabilidad y pon dos ejemplos de elementos más vulnerables en esa situación y de otros dos que lo sean menos:

   a) Cabaña de madera en un incendio.

   b) Persona de 90 años en un terremoto.

   c) Persona con insuficiencia respiratoria en un espacio con humo.

   d) Casa en la orilla de un río durante una inundación.

   e) Puente de hormigón en un incendio.

5. Pon ejemplos de daños directos, indirectos y tardíos para cada uno de los sucesos siguientes. Si no conoces los sucesos que proponemos, busca antes información sobre ellos:

   a) Accidente en el metro de Valencia en 2006.

   b) Terremoto de Haití en 2010.

   c) Tsunami de Japón en 2011.

   d) Terremoto de Lorca en 2011.

   e) Pandemia por la COVID-19 en España.

6. Explica qué es el efecto dominó y cómo influye en los daños que finalmente se van a producir.

7. Pon ejemplos de actuaciones de demultiplicación para cada uno de los daños siguientes:

   a) Corte en el suministro de agua.

   b) Incendio cerca de materiales explosivos.

   c) Acumulación de agua de una riada que amenaza con liberarse sobre una zona habitada.

   d) Fuga radioactiva por un accidente en una central.

   e) Las cornisas de un edifico están muy dañadas tras un terremoto.

2.2. El inventario de riesgos potenciales

El primer paso para elaborar un plan de emergencias, como ya hemos explicado, es responder a la pregunta *¿qué puede suceder?*

Para hacerlo se estudian los riesgos que se van a incluir en el plan. Toda la información relevante sobre ellos se recogerá en el *inventario de riesgos potenciales*, que formará parte del plan de emergencias.

> El **inventario de riesgos potenciales** es el conjunto de riesgos de una zona que se va a tener en cuenta para elaborar su plan de emergencias con la información del nivel de riesgo de cada uno.

En el inventario se incluyen:

- La *descripción* de los riesgos, utilizando las denominaciones que estén establecidas para el tipo de plan de que se trate y, preferentemente, un *mapa de peligrosidad* de cada riesgo.

- La *cuantificación* de cada riesgo, con la explicación del método de estimación utilizado, y un *mapa de riesgo* que muestre los datos de forma gráfica.

2.2.1. La descripción de los riesgos

La identificación y estudio de los riesgos de una zona se realiza a partir de estudios científicos, con la participación de distintas disciplinas.

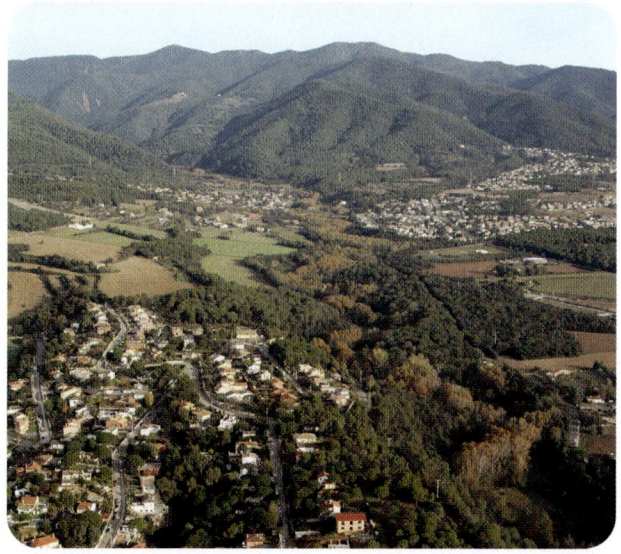

Fig. 2.5.
Las características del territorio son el punto de partida para definir cuáles son sus riesgos.

» El territorio

Para empezar se debe definir y describir detalladamente el territorio al cual se va a aplicar el plan de emergencias. Es necesario recopilar toda la información que pueda ser relevante: orografía, geología, hidrología, vegetación, líneas de alta tensión, vías de comunicación, densidad de las poblaciones, presencia de empresas peligrosas, catálogo de fallas activas y cualquier otro aspecto que resulte destacable.

Los especialistas en los distintos ámbitos proporcionarán datos sobre posibles riesgos. Por ejemplo, en el estudio de la vegetación se puede detectar que supone un riesgo en caso de incendio forestal, o al estudiar la hidrología se puede identificar un riesgo de riadas.

» Los antecedentes

Estudiar qué hechos catastróficos han sucedido anteriormente en una zona, cómo se han desarrollado y qué consecuencias han tenido ayuda a prever lo que puede ocurrir en el futuro.

Por ejemplo, si estudiamos qué ha ocurrido en una población que se haya inundado varias veces por el desbordamiento de un río, veremos que el agua ha seguido siempre el mismo camino y ha inundado las mismas zo-

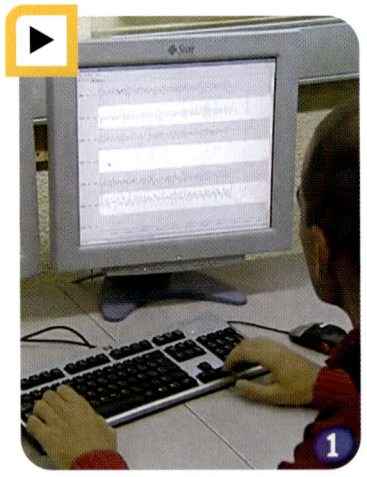

Fig. 2.6.
El estudio de los antecedentes
resulta básico para
comprender los fenómenos
y poder plantear medidas
preventivas y de protección.

nas. A partir de ese estudio podemos concluir que en la zona hay riesgo de inundación e incluso prever cómo se va a desarrollar.

Antes de dar por concluido el estudio de los antecedentes es importante valorar si en los últimos tiempos se han producido cambios en la zona que puedan provocar que los efectos sean distintos que los observados anteriormente. Por ejemplo, si se ha desviado el cauce de un río, si se ha talado una zona boscosa o si se han levantado nuevas edificaciones.

> Parámetros sobre los antecedentes

La información sobre antecedentes se estudia desde una perspectiva científica: exactamente qué zona fue afectada, con qué intensidad, qué daños concretos causó, etc.

Algunos parámetros habituales en el estudio de antecedentes son:

- **Peligrosidad**. Es la probabilidad de que el fenómeno en estudio se produzca.

- **Tiempo de retorno**. Es el tiempo que tarda un fenómeno en repetirse. Por ejemplo, el tiempo de retorno de las pequeñas erupciones en el archipiélago canario es de entre 20 y 40 años; en cambio, el tiempo de retorno de una gran erupción en la misma zona es de unos 1.000 años.

- **Tasa de excedencia**. Es el número de sucesos que se producen por unidad de tiempo. Por ejemplo: tres grandes tormentas al año o una erupción cada cinco años.

Para que estos parámetros resulten útiles se debe concretar a qué fenómeno y a qué intensidad de ese fenómeno se refieren. Podemos verlo en los ejemplos de tiempo de retorno, en que este varía claramente según se refiera a pequeñas erupciones o a una gran erupción.

>> Los mapas de peligrosidad

No todas las zonas de un territorio incluido en un plan de emergencias tienen el mismo nivel para un determinado riesgo.

Por ejemplo, las zonas cercanas a un río pueden tener un alto riesgo de inundación mientras que el resto de zonas pueden no tener ese riesgo, o en una vía rápida con mucha circulación puede haber riesgo de accidente con mercancías peligrosas implicadas mientras que en el resto de vías ese riesgo puede ser mínimo.

Para visualizar fácilmente estas diferencias entre distintas zonas se puede recurrir a un *mapa de peligrosidad*.

> Los **mapas de peligrosidad** muestran sobre un mapa la probabilidad de que se produzca el suceso que se estudia en las distintas zonas del territorio.

En el mapa se asignan distintos colores a las zonas, según sea el nivel de peligrosidad en ellas respecto al suceso estudiado. El grado más alto será para las zonas en las que el suceso es más probable, y el más bajo, para aquellas en las que es muy improbable. El mapa de peligrosidad se acompaña de la explicación del significado de cada color y debe detallar el criterio mediante el cual se ha realizado la valoración.

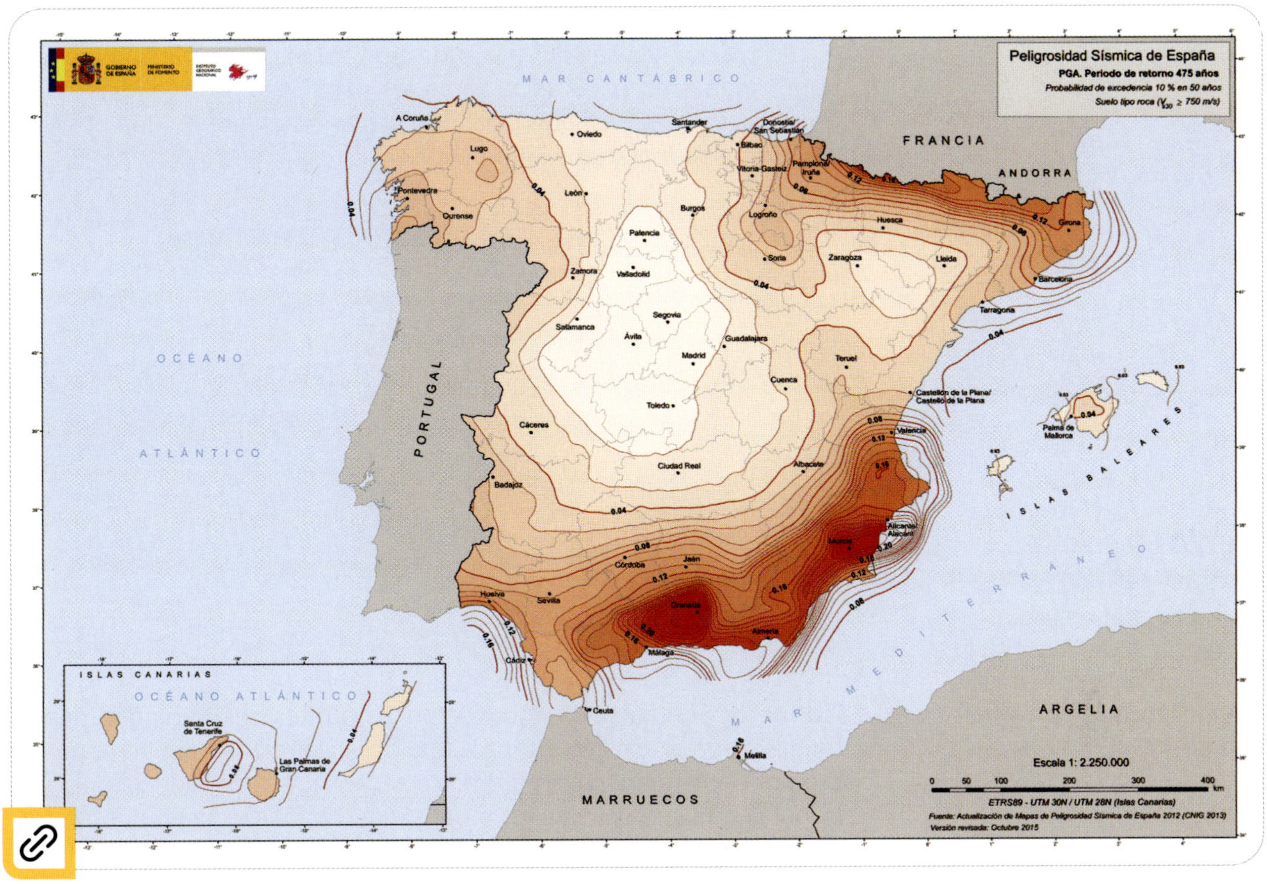

Fig. 2.7.
Mapa de peligrosidad sísmica de España, elaborado por el Instituto Geográfico Nacional. En la página web de este instituto encontramos también información detallada sobre antecedentes sísmicos.

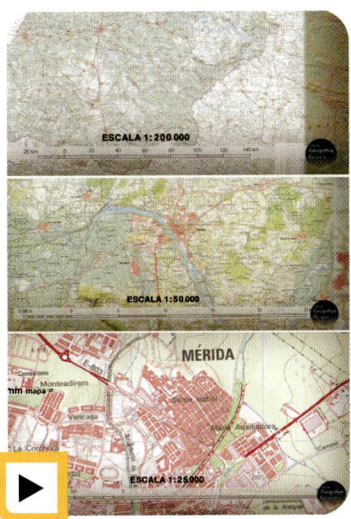

Fig. 2.8.
La escala nos informa de la dimensión de aquello que está representado en el mapa.

❯ Interpretación de los mapas

En la elaboración y aplicación de planes de emergencia se manejan distintos tipos de mapas. Los más destacados son los de peligrosidad, que se usan para definir y estudiar los riesgos, y los de riesgos, que estudiaremos en esta unidad y que muestran la intensidad del riesgo en cada zona. Pero también se usan mapas de carreteras, planos de ciudades, mapas con la ubicación de equipos de emergencias, etc.

Para comprender e interpretar correctamente cualquier tipo de mapa hay una serie de conceptos que es necesario conocer: *escala*, *coordenadas*, *isolíneas* y *símbolos y leyendas*.

- **Escala**. La escala de un mapa indica la relación de tamaño que hay entre la realidad y su representación gráfica. Todos los mapas recogen la escala a que están elaborados de dos formas:

  - **Numéricamente**. Indican a qué distancia real corresponde 1 cm en el mapa. Así, si un mapa indica una escala 1/1.000.000 significa que 1 cm en el mapa corresponde a 1.000.000 cm (10 km) en la realidad.

  - **Gráficamente**. Una línea con varias divisiones muestra la correlación que hay entre las distancias en el mapa y las reales.

- **Coordenadas**. Las coordenadas (latitud y longitud) proporcionan la posición exacta de un punto. Se expresan en grados, minutos y segundos.

  - **Latitud**. Indica la distancia desde el ecuador (que es el paralelo de referencia) hasta el punto, y si es hacia el norte o hacia el sur.

  - **Longitud**. Indica la distancia desde Greenwich (que es el meridiano de referencia) hasta el punto, y si es hacia el este o hacia el oeste.

Esta información es la que utilizan los dispositivos GPS, que reciben la información vía satélite y la muestran sobre un mapa. También algunos mapas en papel incorporan los paralelos y los meridianos, en ordenadas y abscisas, que permiten ubicar exactamente una posición a partir de su longitud y latitud.

Fig. 2.9.
Paralelos y meridianos. Destacados en color naranja, el paralelo 0 o de referencia (ecuador) y el meridiano 0 o de referencia (Greenwich).

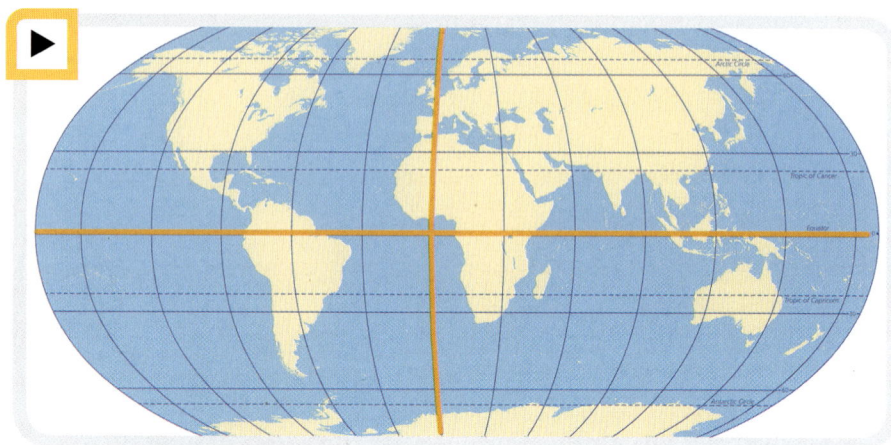

● **Isolíneas**. Son curvas que conectan los puntos del mapa que tienen un mismo valor. Existen distintos tipo de isolíneas, que tienen nombres propios dependiendo del parámetro a que se refieran. Por ejemplo, las isóbaras que aparecen en los mapas meteorológicos unen puntos con una misma presión atmosférica, o las isóbatas unen puntos con una misma profundidad marina.

Unas isolíneas especialmente útiles son las isohipsas o curvas de nivel, que unen los puntos que se encuentran a una misma altura. Estas líneas permiten «visualizar» el relieve de la zona y saber qué diferencia de altitud hay entre unas zonas y otras del mapa. También se puede saber qué pendiente hay en determinado lugar: si las líneas están muy juntas eso significa que allí se está ganando altura rápidamente, en poca distancia.

Fig. 2.10.
Mapa con curvas de nivel.

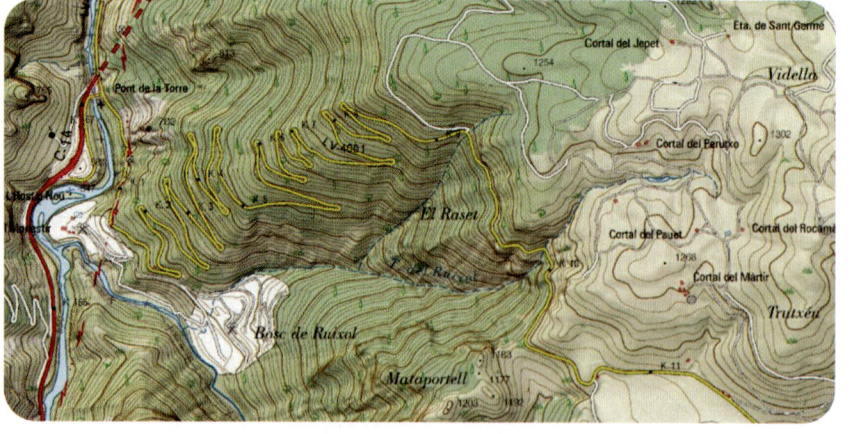

● **Símbolos y leyendas**. Sobre los mapas encontramos distintos elementos representados mediante símbolos: carreteras, líneas de ferrocarril, puntos de interés turístico, estaciones de tren, poblaciones, etc. No existe una estandarización de los símbolos y cada mapa incluye la lista de símbolos que aparecen en él, con el significado de cada uno de ellos (leyendas).

>> Identificación de los riesgos

La información científica recopilada permite identificar qué riesgos hay en el territorio e incluso hacer una estimación de la probabilidad de que provoquen un desastre.

Estos riesgos identificados suelen estar monitorizados por distintas agencias oficiales que los estudian de forma continuada, por lo que son capaces de detectar incrementos del riesgo o incluso la inminencia de un desastre.

En España, distintos institutos y agencias oficiales recopilan información y realizan el seguimiento de determinados fenómenos. Así, por ejemplo, es posible obtener información sobre el riesgo sísmico de una zona en el Instituto Geográfico Nacional o seguir la evolución de una tormenta o conocer el histórico de inundaciones en la Agencia Estatal de Meteorología.

2.2.2. La cuantificación de los riesgos

Una vez identificados los riesgos que tienen una cierta probabilidad de materializarse es necesario llevar a cabo una cuantificación de cada uno de ellos, en las distintas zonas incluidas en el plan de emergencia.

> La **cuantificación de un riesgo** consiste en asignar un valor al riesgo, que determinará si es necesario o no planificar medidas preventivas y de actuación ante ese riesgo.

La cuantificación de un riesgo tiene en cuenta no solo la probabilidad de que ocurra, sino también los daños que puede causar. Los instrumentos para hacerla son el *índice de riesgo* y el *nivel de riesgo*.

>> El índice de riesgo

> El valor que se asigna a un riesgo se denomina **índice de riesgo** (IR) y se obtiene teniendo en cuenta la probabilidad de que ocurra el suceso y los daños que ocasionaría.

El valor del índice de riesgo se calcula teniendo en cuenta la probabilidad de que ocurra el suceso (*índice de probabilidad*) y los daños que puede causar (*índice de daños*).

El valor de estos dos índices se obtiene aplicando escalas, como estudiaremos a continuación. No existen escalas normalizadas en nuestro país para llevar a cabo estas cuantificaciones y, por ello, los planes de emergencia deben incluir la explicación del método que se ha utilizado para cuantificar los riesgos y las escalas que se han aplicado.

¡*Tenlo en cuenta!*

La información sobre riesgos que proporcionan las distintas agencias estatales tiene, además de la elaboración de planes de emergencia, otros usos. Por ejemplo, para determinar si una zona es edificable o no, o si se deben aplicar medidas constructivas especiales, etc.

¡**Tenlo** *en cuenta!*

No se pueden establecer comparaciones entre el valor numérico de los índices de riesgo de distintos planes de emergencias sin verificar antes si se han usado las mismas escalas para calcularlos. Las directrices para elaborar los planes territoriales de Protección Civil establecen, entre otras concreciones, la metodología que se debe seguir para cuantificar los riesgos, de forma que los resultados de todos los planes de protección civil sean equiparables. Esto evita los problemas si se deben activar planes de territorios limítrofes, ya que todos los planes se habrán elaborado con los mismos criterios.

> El índice de probabilidad

> El **índice de probabilidad** (IP) estima la posibilidad de que el suceso ocurra.

El valor de este índice se obtiene aplicando una escala como la siguiente:

Se sabe que ese suceso nunca ha ocurrido en ese lugar.	**IP = 0**
No se tiene constancia de que ese suceso haya ocurrido en ese lugar.	**IP = 2**
Se produce un suceso cada varios años.	**IP = 3**
Se producen uno o más sucesos al año.	**IP = 4**

Esta escala se basa en los antecedentes y tiene en cuenta parámetros como el tiempo de retorno o la tasa de excedencia.

> El índice de daños

> El **índice de daños** (ID) refleja la gravedad de las consecuencias que puede ocasionar el suceso.

El valor de este índice se obtiene aplicando una escala como la siguiente:

Sin daños.	**ID = 0**
Pequeños daños materiales.	**ID = 1**
Pequeños daños materiales y alguna persona afectada.	**ID = 2**
Grandes daños materiales o numerosas personas afectadas.	**ID = 5**
Grandes daños materiales o víctimas mortales.	**ID = 10**

El índice de daños se relaciona con la intensidad del suceso, que se mide de forma distinta según el tipo de suceso: kilómetros por hora del viento, metros cúbicos de agua, energía liberada, etc. Cuanto mayor sea la intensidad, mayores serán los daños.

> El cálculo del índice de riesgo

Una vez obtenidos el índice de probabilidad (IP) y el índice de daños (ID), se puede calcular el índice de riesgo aplicando la fórmula siguiente:

$$IR = IP \cdot ID$$

Por ejemplo, usando las escalas que hemos incluido, un suceso que haya ocurrido tres veces en los últimos veinte años (IP = 3) y que se estima que puede causar pequeños daños materiales y afectar a alguna persona (ID = 2), tendrá un índice de riesgo de 6. Cuanto más probable sea el suceso (IP más alto) y más daños pueda causar (ID más alto), más elevado es el índice de riesgo.

>> El nivel de riesgo

> El **nivel de riesgo** relaciona los valores del índice de riesgo con una escala de riesgo.

A partir de los valores del índice se riesgo se aplica una escala que los asocia a un nivel de riesgo. Siguiendo con los datos que estamos manejando, la escala resultante sería la siguiente:

¡**Tenlo** en cuenta!

El índice de riesgo para un suceso que nunca ha ocurrido en un lugar o que no va a causar daños si se produce es cero.

IR	Nivel de riesgo
≥ 20	Muy alto
10 - 15	Alto
6 - 8	Medio
≥ 4	Bajo
0	Nulo

Esta conversión permite hacer una comparación sencilla entre distintas zonas del territorio en estudio y proporciona una información fácilmente comprensible para cualquiera, que se puede usar en las informaciones para la población.

Por otra parte, reflejar el índice de riesgo en una escala de nivel de riesgo hace que el resultado sea equiparable aunque se hayan usado distintas escalas. Por ejemplo, con las escalas que hemos aplicado podemos obtener que, para un riesgo determinado, una zona tiene un nivel de riesgo alto y otra lo tiene medio. Si hubiéramos usado otras escalas, los valores de los índices habrían sido distintos, pero al hacer la equivalencia con el nivel de riesgo llegaríamos a la misma conclusión: una tiene riesgo alto y la otra, medio.

>> Los mapas de riesgo

El nivel de riesgo obtenido para cada zona se puede reflejar en un mapa, que en este caso se denomina *mapa de riesgo*.

> Los **mapas de riesgo** muestran sobre un mapa el nivel de riesgo (de uno o de varios riesgos) en las distintas zonas del territorio incluido en un plan de emergencias.

En estos mapas:

- Se visualizan fácilmente las zonas en que el nivel de riesgo es mayor y, por tanto, en que es más conveniente aplicar medidas preventivas.

- Se pueden localizar las zonas más adecuadas para instalar los puestos médicos u otras infraestructuras, las vías de evacuación más seguras, etc.

Los mapas de riesgo se elaboran a partir de un mapa, que se denomina *de base*, sobre el cual se distinguen las distintas zonas según su nivel de riesgo aplicando un código de colores. El mapa se debe acompañar de:

- La escala del mapa.

- La lista de colores utilizados para los distintos niveles de riesgo y su significado.

- La lista de símbolos y leyendas.

> El mapa de base

La elección del mapa que se va a tomar como base es muy importante:

- **Escala**. Ha de ser adecuada para poder ver con detalle suficiente la zona de interés.

- **Curvas de nivel**. En caso de que se trate de una zona montañosa o de una zona en que hay grandes desniveles, es necesario que incluya las isolíneas de altitud.

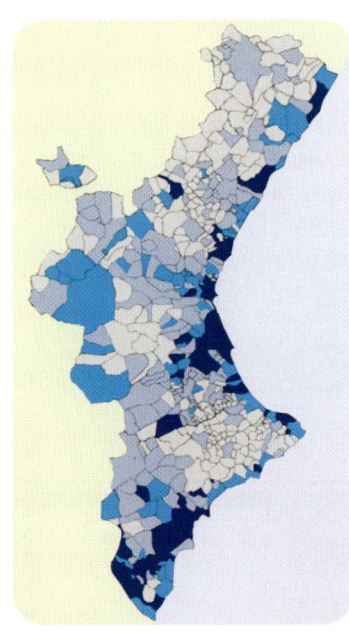

Fig. 2.11.
Mapa de riesgo municipal de inundaciones de la Comunidad Valenciana. A mayor intensidad de color, mayor riesgo de inundación.

- **Símbolos**. Se debe valorar la función del mapa para determinar qué elementos debe incluir, por ejemplo:

  - Poblaciones y núcleos urbanos.

  - Vías de comunicación diferenciadas según sus características.

  - Líneas de suministro, como las líneas eléctricas y canalizaciones de gas y agua.

  - Líneas de ferrocarril.

  - Establecimientos con riesgos propios, como gasolineras o fábricas que utilizan productos peligrosos.

› Los riesgos

El mapa se puede referir a un solo riesgo o a varios.

- Cuando el mapa es de un solo riesgo, los niveles de riesgo se muestran con distintos colores.

- Cuando se refiere a varios riesgos, se asigna un color a cada riesgo y el nivel de riesgo se muestra con distintas intensidades del color correspondiente.

Lógicamente, en todos los casos el mapa debe incluir el significado de cada uno de los colores que utiliza.

› Otros elementos

El mapa de riesgo es una herramienta de trabajo sobre la cual se puede reflejar información de interés en la elaboración del plan. Se pueden incorporar elementos como las rutas de evacuación, la localización de las infraestructuras sanitarias, la posición de las distintas unidades o los puntos de acogida e información para la población, entre otros.

Es importante seleccionar adecuadamente la información que se va a necesitar, ya que si se incluye un exceso de elementos el mapa puede resultar difícil de interpretar.

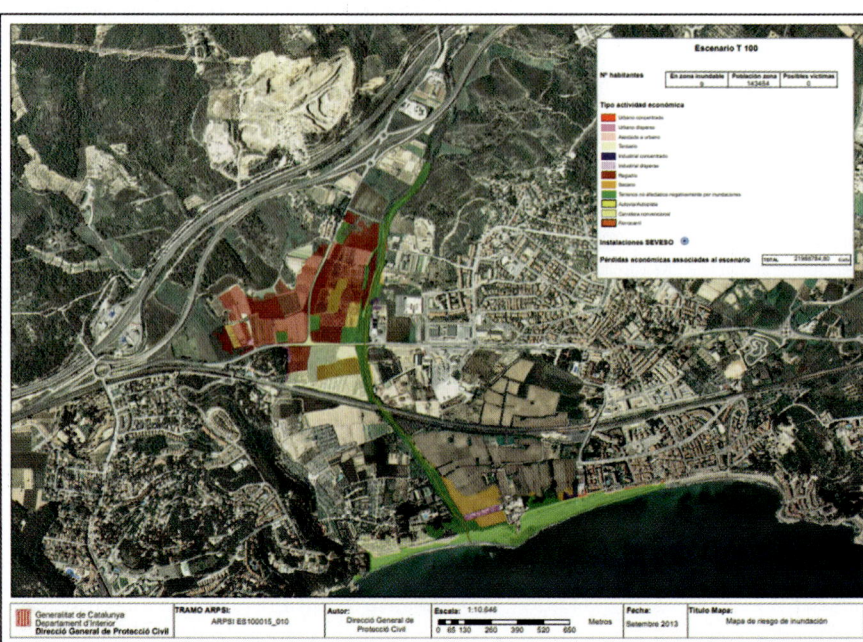

Fig. 2.12.
Los mapas de riesgo se pueden elaborar sobre imágenes satelitales, como este mapa de riesgo de inundación.

Actividades

8. ¿De qué herramientas disponemos para identificar los riesgos que tiene una determinada zona?

9. Un volcán ha incrementado su actividad y se espera una erupción en un plazo breve de tiempo. ¿Esto significa que el nivel de riesgo volcánico en esa zona es muy elevado? Argumenta tu respuesta.

10. Observa el mapa de peligrosidad sísmica del Instituto Geográfico Nacional. (Fig. 2.7)

    a) ¿En qué dos capitales de provincia es más probable que se produzca un terremoto?

    b) En tu opinión, ¿las normas de construcción de edificios deben ser las mismas en Segovia que en Granada?

    c) A partir de ese mapa, ¿podemos afirmar que es imposible que se produzca un terremoto en Ávila?

11. ¿Crees que podrá haber el mismo nivel de riesgo de inundación en una gran ciudad que en un desierto? Justifica tu respuesta utilizando el índice de riesgo.

12. Cuantifica los riesgos siguientes, aplicando las escalas que hemos incluido en este apartado:

    a) Riesgo sísmico en una zona en la cual no se tiene constancia de que haya habido nunca un terremoto.

    b) Riesgo de inundación en una población en la cual se han producido seis inundaciones en los últimos diez años, que han causado pequeños daños materiales.

    c) Riesgo por huracanes en una región en que pasan uno o dos huracanes el año, que causan grandes daños materiales.

    d) Riesgo sísmico en una población en la cual se produjo un gran terremoto hace 150 años, que causó centenares de víctimas y una gran destrucción.

13. Un estudio de riesgos establece que el IR sísmico en un lugar es 20, mientras que otro estudio lo estima en 45. ¿Eso significa que alguno de los métodos de cuantificación del riesgo es incorrecto o se ha aplicado mal? Explica tu respuesta.

14. Observa el mapa de la derecha y responde a las preguntas siguientes:

    a) ¿Cómo está reflejada la escala del mapa?

    b) ¿Qué significa 1/1.000.000?

    c) ¿A qué distancia real corresponde 1 cm del mapa?

    d) ¿Qué distancia aproximada hay, en línea recta, entre Plymouth y Exeter?

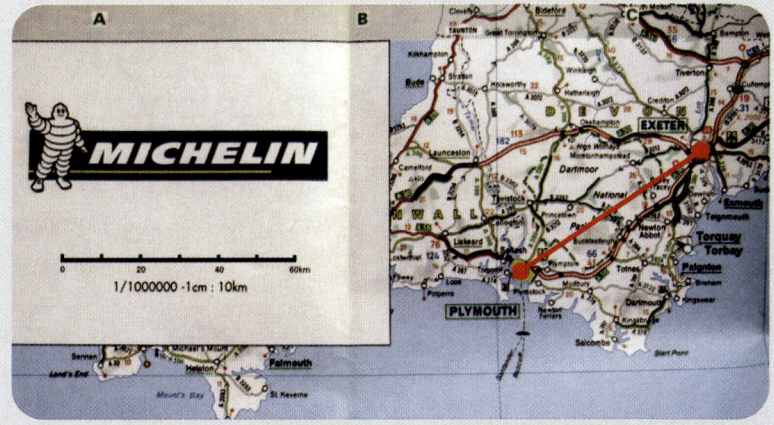

15. Las coordenadas 27°51' N 15°38' O, ¿indican un lugar en el hemisferio norte o en el hemisferio sur? Busca las coordenadas de tu población, o de tu IES y explica qué significan esas cifras.

16. Describe cómo será la carretera que muestra el mapa de la Figura 2.10., detallando en qué tramos circula sobre llano, en cuáles sube y en cuáles baja.

17. En parejas, localizad un mapa de riesgos de vuestro municipio o comunidad autónoma, estudiadlo y responded:

    a) ¿A qué riesgo o riesgos se refiere?

    b) La zona en que está el instituto, ¿qué nivel de riesgo tiene?

2.3. El catálogo de recursos movilizables

Una vez definido qué puede suceder el paso siguiente es buscar la respuesta a la pregunta *¿con qué contamos para enfrentarnos a ello?* La información en este caso se recoge en el *catálogo de recursos movilizables*.

> El **catálogo de recursos movilizables** es el conjunto de medios y recursos de que se podrá disponer para poner en práctica las actuaciones previstas en el plan de emergencias.

Este catálogo detalla los siguientes contenidos, que explicaremos en este apartado:

- Los *medios* disponibles.

- Los *recursos* disponibles y el procedimiento para movilizarlos.

Cada plan de emergencias debe incluir su catálogo de recursos movilizables. Esta información, junto con el inventario de riesgos potenciales, será imprescindible para planificar las acciones que se podrán emprender. Todos los catálogos se elaboran siguiendo unas mismas pautas para que los distintos planes sean comparables y se puedan integrar entre ellos si es necesario. Las pautas y la codificación para elaborar los catálogos son las que recoge el *catálogo nacional de recursos movilizables en casos de emergencia*.

> El **catálogo nacional de recursos movilizables en casos de emergencia** recopila todos los medios y recursos que se pueden necesitar en caso de emergencia y los clasifica y codifica para que todos los planes de emergencia sigan los mismos criterios.

2.3.1. Medios para la atención de emergencias

> Los **medios para la atención de emergencias** son el conjunto de personas, máquinas, equipos y sistemas que sirven para reducir o eliminar riesgos y controlar las emergencias que se puedan generar.

Los medios son elementos móviles que se pueden desplazar hasta el lugar de la emergencia. Distinguimos entre medios *humanos* y medios *materiales*.

>> Los medios humanos

> Los **medios humanos** incluyen todas las personas del territorio que, por su profesión o por pertenecer a asociaciones de voluntariado, están preparadas para atender una emergencia y tienen obligación o disponibilidad para hacerlo.

En el caso del personal sanitario, los equipos de emergencias que trabajan diariamente en las situaciones habituales son los que atienden también las situaciones extraordinarias. Esta forma de actuar se conoce como *teoría de la rutina diaria*.

El personal de emergencias, por tanto, debe conocer los protocolos de actuación en caso de emergencia extraordinaria y recibir la formación necesaria para aplicarlos. Además del personal sanitario, los planes incluyen profesionales de ámbitos muy diversos, como se puede ver en el DOCUMENTO 3.1, que recoge la codificación que se utiliza para identificar los medios humanos que pueden formar parte de un plan de emergencias.

Dados el gran número de participantes y la variedad de organizaciones a que pertenecen, la organización y la coordinación de los medios humanos que participan en situaciones de catástrofe resultan muy complejas, por lo que es imprescindible planificarlas cuidadosamente, como veremos en la próxima unidad didáctica.

Documento 3.1

La codificación de los medios humanos

1.1. Personal técnico			
1.1.1. Especialistas en protección civil			
1.1.2. Especialistas en riesgos naturales	1.1.2.1. Especialistas en hidrología		
	1.1.2.2. Especialistas en sismología		
	1.1.2.3. Especialistas en incendios forestales		
	1.1.2.4. Especialistas en vulcanología		
	1.1.2.5. Especialistas en movimientos de ladera		
1.1.3. Especialistas en riesgos tecnológicos	1.1.3.1. Especialistas en protección radiológica		
	1.1.3.2. Especialistas en sustancias químicas peligrosas		
1.1.4. Especialistas técnicos. Otros	1.1.4.1. Especialistas en meteorología		
	1.1.4.2. Especialistas en comunicaciones		
	1.1.4.3. Especialistas en informática		
	1.1.4.4. Especialistas en inspección de construcciones		
	1.1.4.5. Especialistas en explosivos y explosiones controladas		
	1.1.4.6. Especialistas en asistencia psicosocial		
	1.1.4.7. Traductores		
	1.1.4.8. Personal sanitario	1.1.4.8.1. ATS	
		1.1.4.8.2. Farmacéuticos	
		1.1.4.8.3. Médicos	1.1.4.8.3.1. Médicos intensivistas
			1.1.4.8.3.2. Médicos forenses
		1.1.4.8.4. Biólogos	
		1.1.4.8.5. Veterinarios	
1.2. Grupos operativos de intervención			
1.2.1. Bomberos			
1.2.2. Grupos de intervención química y radiológica	1.2.2.1. Grupos de intervención en protección nuclear		
	1.2.2.2. Grupos de intervención en protección química		
	1.2.2.3. Grupos de intervención en fuegos petroquímicos		
	1.2.2.4. Grupos de intervención en mercancías peligrosas		
1.2.3. Grupos de intervención en búsqueda, rescate y salvamento	1.2.3.1. Grupos de intervención en montaña		
	1.2.3.2. Grupos de intervención en espeleosocorro		
	1.2.3.3. Grupos de intervención subacuáticos		
	1.2.3.4. Grupos de intervención en salvamento marítimo		
	1.2.3.5. Unidades de perros adiestrados en búsqueda de personas		
	1.2.3.6. Grupos de intervención en rescate de personas sepultadas		
1.2.4. Grupos de intervención en incendios forestales			
1.2.5. Grupos de reconocimiento aéreo			
1.2.6. Grupos de mantenimiento de redes viarias			

1.3. Grupos de orden y seguridad	1.4. Grupos de apoyo
1.3.1. Guardia Civil	1.4.1. Agrupaciones de voluntarios de Protección Civil
1.3.2. Cuerpo Nacional de Policía	1.4.2. Bomberos voluntarios
1.3.3. Policía de la comunidad autónoma	1.4.3. Socorristas
1.3.4. Policía local	1.4.4. Radioaficionados
1.3.5. Grupos de seguridad privada	1.4.5. Cruz Roja

>> Los medios materiales

> Como **medios materiales** entendemos todas las máquinas, equipos, sistemas y materiales que se necesitan para atender una emergencia.

Dentro de los medios materiales no se incluyen solamente los que pertenecen a la administración responsable del plan, sino también todos los medios privados o de otras administraciones que puedan ayudar ante una emergencia.

El DOCUMENTO 3.2 muestra la codificación que se utiliza para identificar los medios materiales que pueden formar parte de un plan de emergencias.

En la lista podemos ver distintos materiales sanitarios. Todos ellos son móviles, ya que se han de poder trasladar hasta el lugar de la emergencia. Una vez allí algunos de ellos se montarán, como los puestos médicos o los hospitales de campaña, mientras que otros estarán en ambulancias u otros vehículos o los llevarán encima los equipos mientras trabajen en la zona.

*¡**Tenlo** en cuenta!*

Todos los materiales y equipos que se utilizan en la asistencia a catástrofes deben tener un peso y un volumen lo más reducidos posible para que se puedan trasladar fácilmente.

Fig. 2.13. Las ambulancias son medios sanitarios.

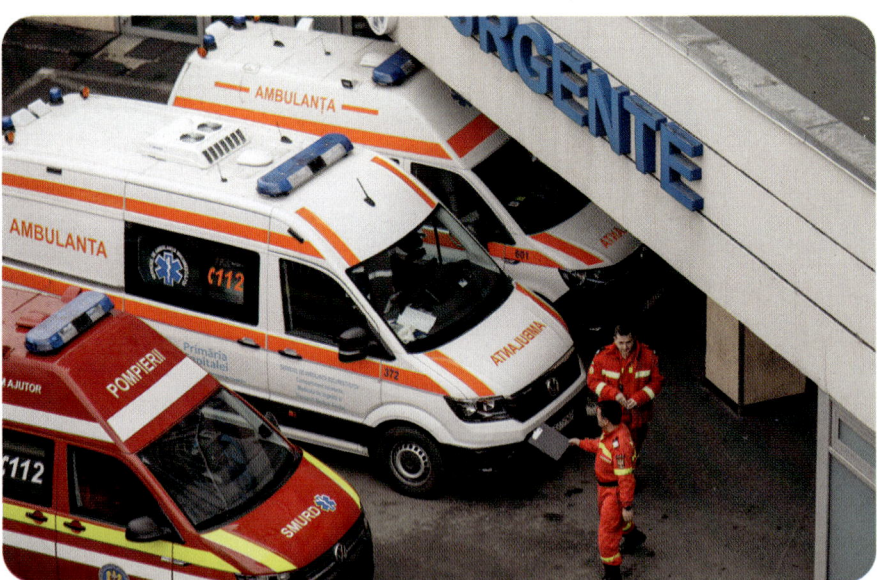

Documento 3.2

La codificación de los medios materiales

2.1. Medios aéreos		
2.1.1. Helicópteros	2.1.1.1. Helicópteros de salvamento y rescate	
	2.1.1.2. Helicópteros de avisos a la población	
	2.1.1.3. Helicópteros de extinción	
	2.1.1.4. Helicópteros de reconocimiento	
	2.1.1.5. Helicópteros de transporte	
	2.1.1.6. Helicópteros de transporte sanitario	2.1.1.6.1. Helicópteros medicalizados
		2.1.1.6.2. Helicópteros medicalizables

Documento 3.2. *(cont.)*

	2.1.2.1. Aviones de extinción	
	2.1.2.2. Aviones de reconocimiento	
2.1.2. Aviones	2.1.2.3. Aviones de transporte	
	2.1.2.4. Aviones de transporte sanitario	2.1.2.4.1. Aviones medicalizados
		2.1.2.4.2. Aviones medicalizables
2.2. Maquinaria y elementos de obras públicas		
2.2.1. Grúas		
2.2.2. Tractores de obras públicas		
2.2.3. Palas cargadoras, excavadoras y retroexcavadoras		
2.2.4. Motoniveladoras		
2.2.5. Material auxiliar de obras públicas		
2.2.6. Equipos quitanieves		
2.2.7. Puentes metálicos desmontables		
2.2.8. Camiones de obras públicas		
2.3. Medios materiales. Otros		
2.3.1. Material de extinción, rescate y salvamento	2.3.1.1. Material de extinción	
	2.3.1.2. Material de rescate y salvamento	
	2.3.1.3. Material para extracción de agua	
	2.3.1.4. Material de apoyo a extinción, rescate y salvamento	
2.3.2. Medios de transporte de personas y mercancías	2.3.2.1. Autocares	
	2.3.2.2. Furgonetas	
	2.3.2.3. Camiones	
	2.3.2.4. Vehículos funerarios	
	2.3.2.5. Trenes	
	2.3.2.6. Tractores de transporte sobre nieve	
	2.3.2.7. Embarcaciones y vehículos anfibios	
	2.3.2.8. Contenedores para transporte de mercancías	
2.3.3. Medios de albergue y abastecimiento	2.3.3.1. Material de alojamiento	
	2.3.3.2. Material de descanso	
	2.3.3.3. Vestimenta y calzado	
	2.3.3.4. Artículos de aseo	
	2.3.3.5. Alimentos	
	2.3.3.6. Dotación complementaria de albergue y abastecimiento	
2.3.4. Medios sanitarios: material y transporte	2.3.4.1. Hospitales de campaña	
	2.3.4.2. Antenas de clasificación	
	2.3.4.3. Quirófanos móviles	
	2.3.4.4. Cámaras hiperbáricas	
	2.3.4.5. Buque hospital	
	2.3.4.6. Medios sanitarios para transporte de personas	2.3.4.6.1. Ambulancias no asistenciales
		2.3.4.6.2. Ambulancias asistenciales
	2.3.4.7. Material auxiliar sanitario	2.3.4.7.1. Resucitadores
		2.3.4.7.2. Camillas
		2.3.4.7.3. Bactericidas y desinfectantes
		2.3.4.7.4. Fármacos
		2.3.4.7.5. Vacunas y antídotos
		2.3.4.7.6. Sacos de muertos
		2.3.4.7.7. Ataúdes
2.3.5. Material de protección personal y anticontaminación	2.3.5.1. Vestuario de protección	
	2.3.5.2. Máscaras y filtros	
	2.3.5.3. Material de medición de radiación y contaminación	
	2.3.5.4. Material de descontaminación	
	2.3.5.5. Embarcaciones de descontaminación	
2.3.6. Medios auxiliares	2.3.6.1. Maquinaria y herramientas	
	2.3.6.2. Material de energía e iluminación	
	2.3.6.3. Material de señalización y avisos	
	2.3.6.4. Material químico	
	2.3.6.5. Combustibles	
	2.3.6.6. Material de construcción y obras públicas	
	2.3.6.7. Material de comunicaciones	
	2.3.6.8. Otros medios auxiliares	

2.3.2. Los recursos en atención de emergencias

> Los **recursos en atención a emergencias** son elementos fijos (naturales o técnicos), que se encuentran en el lugar de la emergencia, y cuyo uso hace posible o mejora las labores de prevención y actuación.

Estos elementos están en la zona del suceso y se les puede dar un uso relacionado con la atención a la emergencia, en caso de necesidad. Por ejemplo, un ambulatorio que se puede organizar para que funcione como hospital de campaña, un instituto que se puede usar como refugio para las personas ilesas o una excavadora de una empresa constructora que se puede usar en labores de rescate.

También se incluyen en este grupo las infraestructuras y los servicios básicos, cuyo uso facilitará todas las labores de atención a la emergencia.

El Documento 3.3 muestra la codificación que se utiliza para identificar los recursos que pueden formar parte de un plan de emergencias.

❯❯ La movilización de recursos

Los planes de emergencia deben prever cómo se llevará a cabo la movilización de recursos. Pensemos que movilizar la red eléctrica, un puerto, una emisora de televisión o una iglesia no es tan sencillo como presentarse allí y declarar la movilización.

La Comisión Nacional de Protección Civil recoge los procedimientos de movilización, y cada plan debe incluir el procedimiento para la movilización de los recursos contenidos en él. El Documento. 3.4 es un ejemplo de uno de estos procedimientos.

Fig. 2.14.
Una instalación diáfana cubierta en la que se puede organizar un albergue es un recurso.

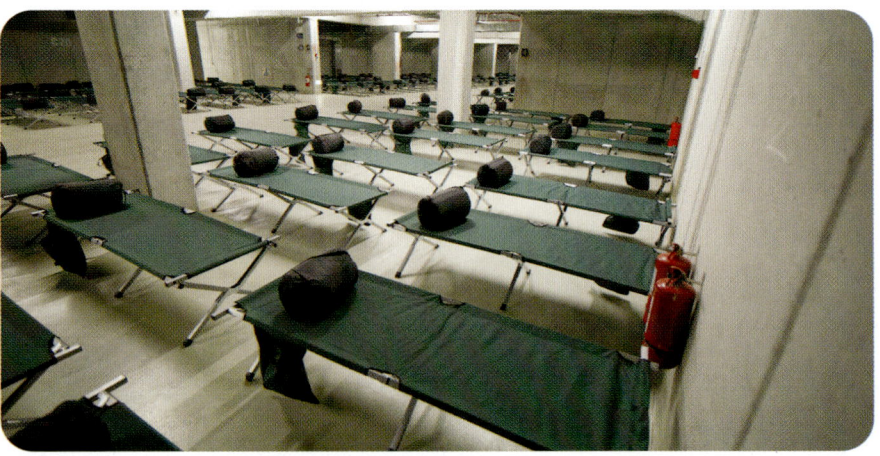

*¡**Tenlo** en cuenta!*

El estudio de los medios disponibles y de los recursos movilizables puede poner en evidencia deficiencias en algún ámbito. Puesto que el plan se elaborará teniendo en cuenta los medios y recursos reales, es importante plantear en este momento la necesidad de conseguir más recursos, especialmente si se considera que con los disponibles no se puede garantizar una respuesta adecuada en caso de emergencia.

Documento 3.3

La codificación de los recursos

3.1. Recursos de infraestructura de transporte	
3.1.1. Red de carreteras y caminos	3.1.5. Helipuertos y helisuperficies
3.1.2. Red ferroviaria	3.1.6. Puertos marítimos
3.1.3. Aeropuertos	3.1.7. Estaciones de autobuses
3.1.4. Aeródromos	
3.2. Servicios básicos	
3.2.1. Red eléctrica	3.2.5. Red telefónica
3.2.2. Red de suministro de gas	3.2.6. Oleoductos
3.2.3. Red de aprovisionamiento de agua potable	3.2.7. Gasoductos
3.2.4. Red de alcantarillado	

3.3. Centros sanitarios y funerarios	
3.3.1. Establecimientos hospitalarios	3.3.1.1. Est. hospitalarios. Unidad de traumatología
	3.3.1.2. Est. hospitalarios. Unidad de quemados
	3.3.1.3. Est. hospitalarios. Banco de sangre
	3.3.1.4. Est. hospitalarios. UVI/UCI
	3.3.1.5. Est. hospitalarios. Torácico
	3.3.1.6. Est. hospitalarios. Unidad de diálisis
	3.3.1.7. Est. hospitalarios. Morgue
	3.3.1.8. Est. hospitalarios. Tratamiento de irradiados
3.3.2. Ambulatorios	
3.3.3. Tanatorios	
3.3.4. Centros anatómicos forenses	
3.3.5. Laboratorios de análisis	

3.4. Lugares de albergue y almacenamiento
3.4.1. Centros de hospedaje
3.4.2. Centros educativos, de tercera edad, culturales y de ocio
3.4.3. Instalaciones diáfanas cubiertas
3.4.4. Iglesias
3.4.5. Instalaciones no cubiertas
3.4.6. Cavidades subterráneas

3.5. Centros de información, gestión y coordinación de emergencias	
3.5.1. Centros de gestión y coordinación de protección civil	3.5.1.1. De ámbito municipal
	3.5.1.2. De ámbito supramunicipal
	3.5.1.3. De ámbito autonómico
	3.5.1.4. De ámbito nacional
3.5.2. Centros de gestión y coordinación de servicios	3.5.2.1. De ámbito municipal
	3.5.2.2. De ámbito supramunicipal
	3.5.2.3. De ámbito autonómico
	3.5.2.4. De ámbito nacional
3.5.3. Centros de información	

3.6. Medios de comunicación social	
3.6.1. Medios de comunicación social de ámbito nacional	3.6.1.1. Emisoras de TV de ámbito nacional
	3.6.1.2. Emisoras de radiodifusión de ámbito nacional
	3.6.1.3. Prensa escrita de ámbito nacional
	3.6.1.4. Agencias informativas
3.6.2. Medios de comunicación social de ámbito no nacional	3.6.2.1. Emisoras de TV de ámbito no nacional
	3.6.2.2. Emisoras de radiodifusión de ámbito no nacional
	3.6.2.3. Prensa escrita de ámbito no nacional

3.7. Recursos hídricos	
3.7.1. Embalses	3.7.4. Manantiales
3.7.2. Lagos y lagunas	3.7.5. Pozos y galerías
3.7.3. Ríos y canales	

Documento 3.4

Movilización de medios de titularidad estatal en incendios forestales

Normas generales:

- Los medios de titularidad estatal asignados a los planes de comunidades autónomas o a planes de entidades locales se movilizarán de acuerdo con los procedimientos establecidos.

- Las funciones que desempeñarán los medios movilizados se corresponderán con la especialización funcional que tengan atribuida.

- Los medios de las Fuerzas y Cuerpos de Seguridad del Estado realizarán las misiones que les sean encomendadas por la dirección del plan y actuarán siempre bajo el mando de sus jefes naturales.

- Los medios de titularidad estatal no asignados serán movilizados teniendo en cuenta las siguientes normas:
  - Los medios serán movilizados por el gobernador civil o el delegado del gobierno de la provincia en que los medios se encuentren ubicados.
  - La solicitud de movilización deberá ser realizada por el órgano competente de la comunidad autónoma al gobernador civil o al delegado del gobierno.
  - La Dirección General de Protección Civil será la encargada de gestionar, por medio del gobernador civil de la provincia en que los medios estén ubicados, la movilización de estos cuando no se encuentren disponibles en la comunidad autónoma afectada.

En cualquier caso, el órgano de la comunidad autónoma que realice la solicitud deberá facilitar a la organización estatal los datos referentes a identificación del incendio, medios que intervienen, órgano que dirige la emergencia y misiones de los medios solicitados dentro del plan de operaciones general.

En caso de que el incendio afecte a territorio de diferentes comunidades autónomas deberá haber sido designado el Mando Único Integrado del incendio.

Fuente: Plan Estatal de Protección Civil para Emergencias por Incendios Forestales.

Actividades

18. ¿Qué son los medios? ¿Y los recursos? Explica qué los caracteriza y pon cinco ejemplos de cada uno.

19. Di si los siguientes elementos son un medio humano, un medio material o un recurso:

a) Ambulatorio.

b) Camilla.

c) Helicóptero medicalizado.

d) Furgoneta.

e) Unidad de perros adiestrados en búsqueda de personas.

f) Radioaficionado.

g) Emisora de TV de ámbito nacional.

h) Embalse.

20. ¿Qué es un catálogo de recursos movilizables? ¿Qué utilidad tiene?

21. Explica por qué es necesario disponer de un catálogo nacional de recursos movilizables en casos de emergencia.

22. ¿Qué significa movilizar un recurso? ¿Cuándo se hace?

23. Un hospital forma parte del sistema de atención sanitaria a la población, ¿por qué no se considera un medio sino un recurso?

24. Pon cinco ejemplos de medios materiales del grupo sanitario.

*Ahora **practica***

Actividad 2.1. Los riesgos naturales y los riesgos antrópicos

Los fenómenos naturales, como las grandes tormentas, no se pueden evitar. Pero la actividad humana sí puede determinar en algunos casos la gravedad de los daños que causarán.

En parejas o en pequeños grupos buscad en la web de RTVE, en su sección *A la carta*, el vídeo titulado *José Serra (catedrático de puertos y costas de la UPV): «El querer edificar siempre en primera línea ha complicado la situación».*

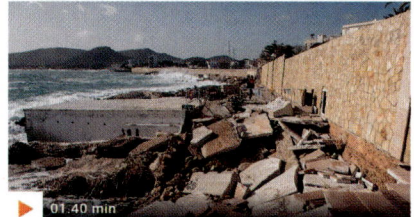

A la carta » Televisión » La 1 » Telediario » José Serra (catedrático de puertos y costas de la UPV): "El querer edificar siempre en primera línea ha complicado la situación"

José Serra (catedrático de puertos y costas de la UPV): "El querer edificar siempre en primera línea ha complicado la situación"

José Serra, catedrático de puertos y costas de la Universidad Politécnica de Valencia, ha dicho que "la presión urbanística, el querer edificar siempre en primera línea ha complicado la situación. Es uno de los riesgos que consideramos importantes para garantizar la estabilidad y sostenibilidad de las playas". Serra ha subrayado que "cada frente litoral o cada playa tiene sus problemas particulares pero una de las primeras cosas que se puede hacer es en las playas de arena que tienen suficiente anchura recuperar los cordones dunares con vegetación porque eso es una defensa natural de las propias playas y luego se puede jugar con alimentaciones artificiales, con trasvases, con espigones, con diques exentos e incluso a veces se puede plantear la retirada de infraestructuras como pueden ser paseos marítimos o edificaciones que estén en primera línea, aunque esto último tiene un coste muy elevado".

24.01.2020

Visionadlo y responded:

a) Valorad qué diferencias habría en cuanto al índice de riesgo si la zona afectada por la tormenta no estuviera edificada. ¿La peligrosidad también variaría?

b) Ante la posibilidad de que se repita un temporal parecido, ¿qué medidas de prevención o de protección propondríais para evitar que puedan producirse daños personales?

c) Los riesgos de la edificación en la línea de costa no se limitan solo a la seguridad de las personas, sino que también afectan al propio litoral. ¿Qué medidas plantea el catedrático que aparece en el vídeo para proteger el litoral? Discutid sobre la posibilidad de poner en práctica cada una de ellas.

3 *Unidad didáctica*

La fase de planificación de un PE

Contenidos

- La planificación.
- Las medidas preventivas.
- Las medidas de protección.
- Las medidas de respuesta.
- Las medidas de rehabilitación.
- La coordinación operativa.

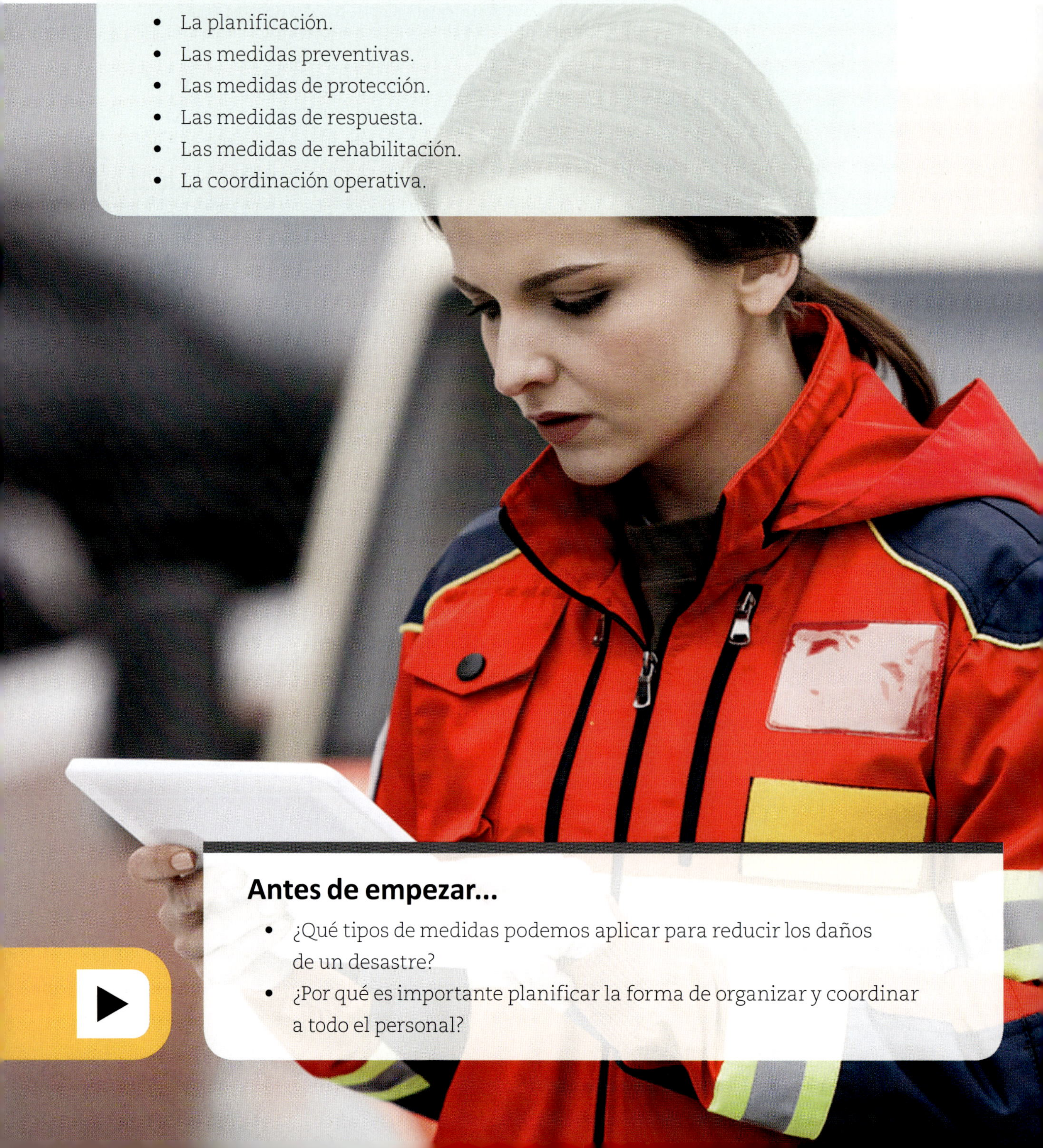

Antes de empezar...

- ¿Qué tipos de medidas podemos aplicar para reducir los daños de un desastre?
- ¿Por qué es importante planificar la forma de organizar y coordinar a todo el personal?

3.1. La planificación

Una vez sabemos qué puede ocurrir y con qué contamos para enfrentarnos a ello, la siguiente fase es plantearnos «¿qué podemos hacer para evitar daños o reducirlos en lo posible?».

> En la **fase de planificación** se diseñan las medidas que se pueden adoptar para evitar o reducir el riesgo y las que se deberán adoptar en caso de que se produzca la emergencia.

3.1.1. Tipos de medidas

Las medidas que se incluyen en el plan son de distintos tipos, que detallaremos a lo largo de esta unidad:

- **Medidas preventivas o de preparación**. Son medidas que tienen como objetivo eliminar un riesgo o reducir en lo posible sus efectos.

  Cuando se aplican este tipo de medidas se debe valorar su incidencia en el nivel de riesgo que se había calculado, ya que este puede haber disminuido significativamente.

- **Medidas de intervención**. Estas medidas son las que se pondrán en marcha en caso de que de que se produzca la emergencia, con el objetivo de proteger y socorrer a las personas y los bienes en su caso. Podemos agruparlas en tres categorías, según el momento en que se aplican:

  - **Medidas de protección**. Se ponen en marcha justo antes del suceso y mientras este se desarrolla. Su objetivo es evitar o mitigar los daños directos que puede causar el suceso. La evacuación de una zona que va a recibir un tsunami es un ejemplo de este tipo de medidas.

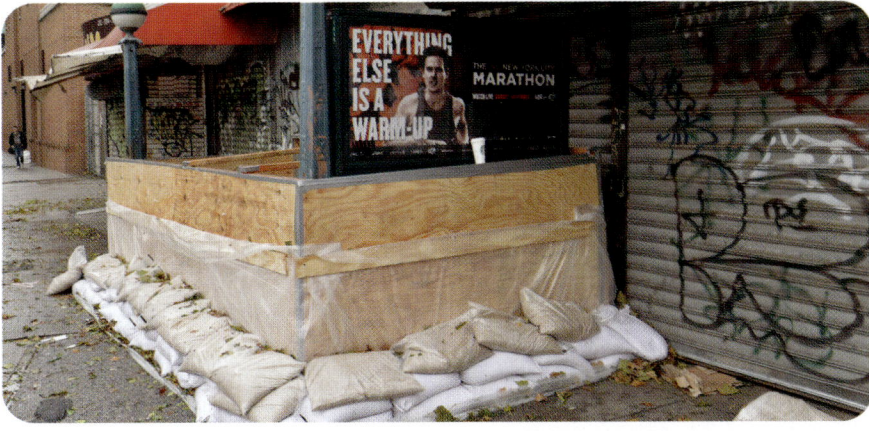

Fig. 3.1.
Las medidas de protección tienen por objetivo mitigar los efectos del suceso mientras se desarrolla.

  - **Medidas de respuesta**. Se aplican inmediatamente después del suceso, para reducir los daños secundarios y evitar el efecto dominó. Las medidas consisten en rescatar y socorrer a las personas que lo necesiten y actuar sobre daños materiales que puedan desencadenar otros daños (apuntalar edificios, señalizar carreteras cortadas y cortar el suministro de gas, entre otras).

  - **Medidas de rehabilitación**. Estas medidas se empiezan a aplicar transcurridos unos días o unas semanas y tienen por objetivo recuperar la situación previa a la emergencia.

3.1.2. Concreción de las medidas

La planificación de las medidas debe ser detallada. Para cada una se debe prever:

- Los **medios y recursos** que serán necesarios para ponerla en práctica, de forma detallada e incluyendo los uniformes, equipos de protección individual y equipos de intervención que necesitará cada profesional.

- Los **procedimientos y protocolos** que se van a seguir en la aplicación de la medida. Los equipos que deberán aplicar cada medida deben conocer esta información y recibir previamente la formación y el entrenamiento necesarios.

- La **gradualidad** con que se debe aplicar las medidas. Un mismo suceso puede tener diferentes intensidades y no se puede dar la misma respuesta a todas ellas. Por tanto, es necesario planificar distintos niveles de respuesta para distintos grados de afectación.

Los equipos que participen en la respuesta deben saber cuál debe ser su actuación, dependiendo del nivel de respuesta que se solicita.

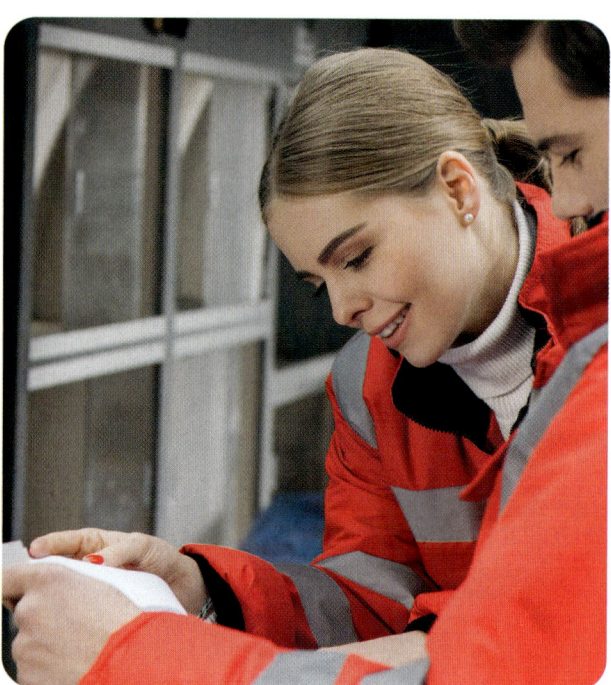

¡**Tenlo** en cuenta!

Aplicar las medidas de forma gradual, adecuando los recursos activados a las necesidades de cada momento tiene dos objetivos:

- Optimizar el uso de los recursos, usando en cada nivel de emergencia los que se necesitan.

- Poder responder a otras emergencias que se puedan producir. Si todos los recursos se destinan simultáneamente a la emergencia extraordinaria, el sistema se queda sin capacidad de respuesta ante otras emergencias.

Fig. 3.2.
El personal debe conocer los medios y recursos de que dispondrá, los procedimientos y protocolos que deberá aplicar y la forma en que debe responder en cada situación.

Actividades

1. Fuertes tormentas hacen que el nivel de un río esté creciendo rápidamente y las previsiones indican que se va a desbordar. Junto al río hay una pequeña ciudad, con casas situadas cerca del cauce. Ante este escenario describe:

   a) Una medida preventiva o de preparación.

   b) Una posible medida de protección.

   c) Una posible medida de respuesta.

   d) Una posible medida de rehabilitación.

2. Cuando se produce una emergencia, ¿se deben activar inmediatamente todos los medios y recursos disponibles? Argumenta tu respuesta.

3.2. Las medidas preventivas

El primer paso consiste en estudiar si hay algún tipo de medida que se pueda aplicar para eliminar alguno de los riesgos detectados o para reducir su nivel.

En este estudio se pueden identificar acciones que quedan fuera del ámbito de competencias del equipo encargado de la elaboración del plan y otras que son propias de un plan de emergencias (PE). Para las primeras se pueden hacer recomendaciones a las autoridades competentes.

3.2.1. Recomendaciones acerca de medidas preventivas

El estudio de los riesgos y de los recursos disponibles puede poner en evidencia determinados déficits o situaciones que son causa de riesgo o que pueden agravar los daños en caso de emergencia.

A partir de esta información se pueden proponer medidas, como el cambio de ubicación de unas instalaciones potencialmente peligrosas, cambios en el plan de ordenación urbanística municipal, la creación de un nuevo centro hospitalario o el incremento del número de ambulancias en una zona.

Las posibilidades son muchas, aunque en algunos casos son difíciles de aplicar o requieren mucho tiempo. En el caso de que alguna de las medidas se aplique, aunque sea parcialmente, será necesario revisar el plan para ajustar los datos que contiene a la nueva realidad.

¡*Tenlo* en *cuenta*!

Los planes de emergencias no son documentos cerrados. Es necesario revisarlos y actualizarlos periódicamente para que mantengan su efectividad.

3.2.2. Medidas preventivas propias del plan de emergencia

Las medidas preventivas propias del plan de emergencias más habituales son el *seguimiento del riesgo* y la *información a la población*.

›› El seguimiento del riesgo

En la unidad anterior hemos explicado que distintas agencias llevan a cabo el estudio y seguimiento de riesgos. Como hemos visto, la información que proporcionan se usa para identificar y definir los riesgos, pero también para realizar un seguimiento que permita detectar de forma precoz un incremento de ese riesgo o un peligro inminente.

Algunas de estas agencias incluso pueden activar un plan de emergencia si los parámetros que monitorizan alcanzan los límites preestablecidos en el plan.

Algunos ejemplos de monitorización son el seguimiento de la altura de un río durante un episodio de tormentas para prever si se puede desbordar, o el seguimiento de tormentas o nevadas por parte de la Agencia Estatal de Meteorología para saber dónde pueden afectar con mayor intensidad. En relación con el seguimiento del riesgo, en la elaboración de un plan de emergencias se debe establecer:

- Qué organismo o agencia será el que provea los datos que se usarán en la elaboración y aplicación del plan.

- Qué parámetros se tendrán en cuenta para valorar la situación, detallando la forma en que se realizará la medición, las unidades en que se expresarán los valores y cualquier otro dato necesario para definirlos claramente.

- Qué valores de esos parámetros suponen un aumento significativo del riesgo o la inminencia de un posible desastre. Estos valores determinarán las acciones que se emprenderán. Por ejemplo, un plan puede establecer que si la velocidad del viento alcanza los 90 km/h es necesario aplicar ciertas medidas.

›› La información a la población

Ante ciertos riesgos, es necesario que la población tenga suficiente información y sepa cómo actuar y protegerse. Para conseguirlo, desde Protección Civil o desde las distintas administraciones se hacen campañas informativas e, incluso, se organizan simulacros en los que participa la población.

Las campañas para evitar incendios forestales, o la información sobre cómo actuar ante una fuga en una industria química próxima o ante un terremoto, son ejemplos de estas medidas.

Fig. 3.3.
Proporcionar información a la población sobre cómo proceder en caso de emergencia es un medida preventiva.

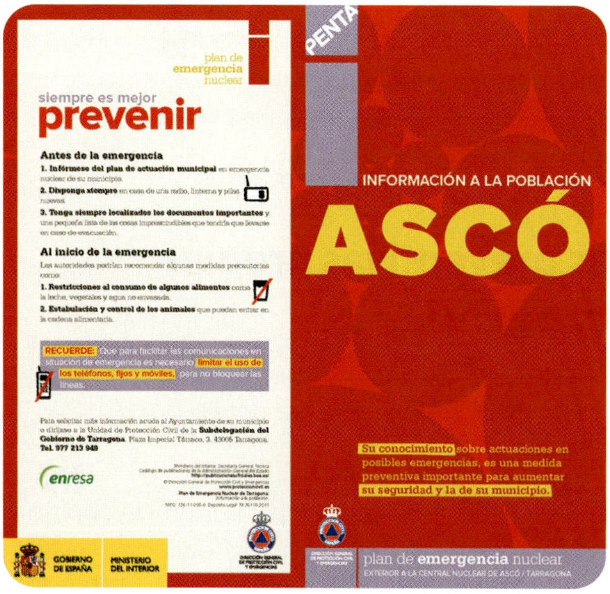

Los mensajes preventivos se pueden divulgar por diversos medios: televisión, radio, periódicos, charlas en las escuelas, conferencias, etc. Es importante que sean mensajes cortos, sencillos y claros para que la población los recuerde en caso de emergencia.

Cuanto más alto sea el nivel de un riesgo determinado en una zona, más necesario será que la población tenga una información más precisa y efectiva sobre cómo debe actuar en caso de emergencia.

Por ejemplo, la población de una localidad cercana a una central nuclear debe disponer de información específica sobre los tipos de alertas que puede recibir, en qué caso debe proceder a un confinamiento o a una evacuación y cómo debe proceder en cada caso, así como cualquier otra información que pueda ayudar a protegerla en caso de emergencia.

Actividades

3. Explica por qué la información preventiva a la población sobre un riesgo puede reducir los daños en caso de que se produzca el suceso.

4. Buscad algún tríptico de prevención de riesgos y, en parejas, analizad su contenido.

5. Busca información sobre los servicios de vigilancia del clima que presta la Agencia Estatal de Meteorología.

3.3. Las medidas de protección

Las medidas de protección se pueden clasificar según su finalidad en medidas *para combatir el suceso catastrófico*, medidas de *protección a la población* y medidas de *protección a los bienes*.

3.3.1. Medidas para combatir el suceso catastrófico

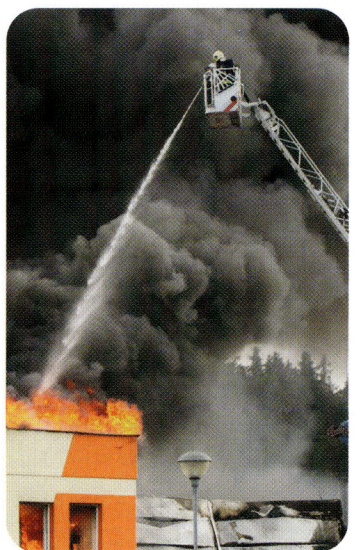

Las **medidas para combatir el suceso catastrófico** tienen por objeto actuar sobre el agente que provoca la catástrofe con el objetivo de eliminarlo, reducirlo o controlarlo.

El ejemplo más claro de este tipo de medidas son las acciones para la extinción de incendios, en que se aplican medidas para apagar el fuego, que es el agente causante de la emergencia. Otros ejemplos pueden ser la reparación de una presa que está vertiendo agua por una grieta y provocando una inundación o las actividades para controlar la fuga de un producto químico que está causando una nube tóxica. Este tipo de medidas requieren una planificación detallada, que prevea quién y cómo va a identificar la causa e intervenir sobre ella. Los equipos que las pondrán en práctica están formados por especialistas que disponen de sus propios protocolos y planes de actuación: bomberos, especialistas en protección química, especialistas en protección nuclear, etc.

Fig. 3.4.
Las tareas de extinción de incendios son medidas para combatir el suceso catastrófico.

3.3.2. Medidas de protección a la población

Las **medidas de protección a la población** van destinadas a reducir el número de víctimas durante el desarrollo de un suceso catastrófico.

Las principales medidas en este ámbito son: los *avisos a la población*, la *sectorización*, el *confinamiento*, la *evacuación* y la *asistencia sanitaria*.

›› Avisos a la población

Las consecuencias de un desastre dependen en gran medida de la forma en que la población reaccione. Cuando las personas afectadas reciben información e instrucciones adecuadas y saben cómo responder a ellas, la aplicación de las distintas medidas se simplifica y los daños se reducen.

La **información de emergencias** transmite avisos, instrucciones y recomendaciones a la población, y también la informa de la evolución del acontecimiento.

› Características de las comunicaciones

Para que las comunicaciones sean adecuadas, es preciso planificar:

- Los **mecanismos por los cuales se obtendrá información**, ya que si la información no es fiable las medidas que se planteen pueden ser inadecuadas o, incluso, contraproducentes.

- La **forma en que se analizará la información**. Si se prevén los parámetros que se tendrán en cuenta para tomar decisiones y se definen los umbrales que van a ir marcando los distintos niveles de la emergencia, llegado el momento el proceso se podrá hacer de forma ágil y efectiva.

- Las **vías por las que se transmitirán los mensajes**. Es necesario planificar cómo y mediante qué medios se transmitirán los mensajes. Por ejemplo, en zonas con algún riesgo específico se puede planificar un sistema de alerta a través de los móviles; lógicamente esto no se puede improvisar y solo se podrá aplicar si previamente se ha preparado el sistema para hacerlo y se ha informado a la población sobre su uso.

- Los **tipos de mensaje** que será más conveniente transmitir en cada momento. Realizar un estudio previo, sin la presión de estar con la emergencia en curso, permite definir las informaciones, instrucciones y orientaciones que será relevante transmitir a la población y planificar la mejor forma de hacerlo.

> ### El momento de la comunicación

En los distintos momentos del desarrollo de una emergencia el tipo de mensaje que se transmite se debe ajustar a los intereses y necesidades de ese momento concreto. Así, podemos distinguir entre:

- **Comunicaciones cuando el suceso es inminente**. Algunos sucesos, como un huracán o un tsunami, se sabe que van a ocurrir con una cierta antelación. Los mensajes en estos momentos van destinados a informar de la inminencia del suceso y de las medidas de autoprotección que debe adoptar la población.

- **Comunicaciones durante el suceso**. Mientras se desarrolla el suceso la mayoría de los mensajes van destinados a informar de su evolución: intensidad, trayectoria, duración estimada, hectáreas afectadas, etc. También se proporciona información sobre medidas de autoprotección y sobre cómo obtener ayuda si es necesaria.

- **Inmediatamente tras el suceso**. Este es uno de los momentos críticos en la mayoría de los desastres. En esta fase se informa a la población sobre cómo debe obrar, qué debe hacer y adónde puede acudir. La percepción de que la respuesta al suceso está organizada y planificada transmitirá confianza y seguridad a la población en tales circunstancias.

➤➤ La sectorización

La **sectorización** se basa en delimitar distintas zonas.

La sectorización se puede llevar a cabo, siempre con el objetivo principal de proteger a las personas, durante las distintas fases de evolución de un suceso.

➤ Antes de que se produzca el suceso

Cuando se detecta la inminencia de un suceso que puede causar daños se pueden delimitar las áreas más peligrosas, para evitar que la gente acuda a ellas. Por ejemplo, ante la inminencia de un temporal se pueden cortar los accesos a un paseo marítimo o a un rompeolas para evitar accidentes a causa de las olas que van a llegar a tierra.

➤ Durante el desarrollo del suceso

En el caso de sucesos con una cierta duración se puede hacer una sectorización teniendo en cuenta la evolución del suceso. Por ejemplo, durante un incendio forestal van variando las zonas a las que está permitido o prohibido acceder, según la evolución del incendio.

Otro ejemplo lo tenemos en el caso de la pandemia de COVID-19, en el cual se definen distintas zonas según la afectación y se limita la movilidad para reducir la transmisión de la enfermedad.

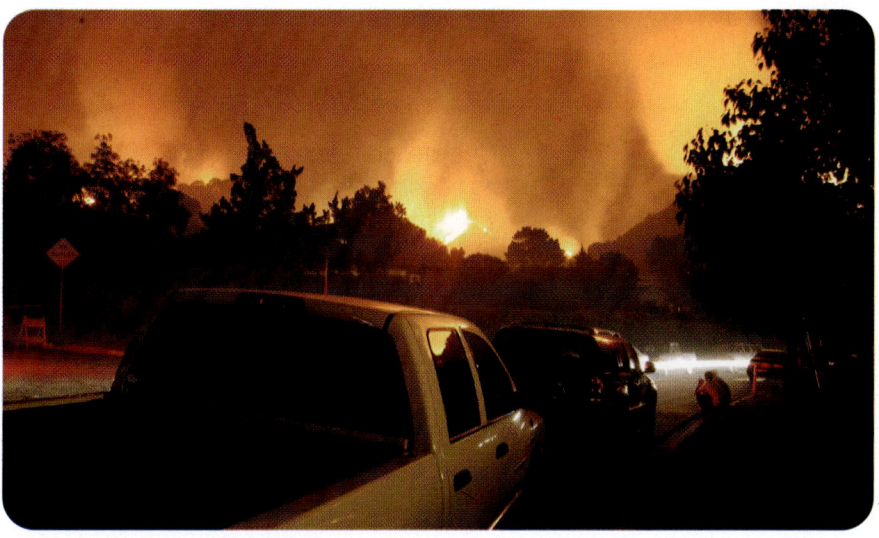

Fig. 3.5.
Durante el desarrollo de un suceso catastrófico se pueden establecer distintas zonas para proteger a la población y facilitar la tarea de los equipos de emergencias.

➤ Después del suceso

Inmediatamente después del suceso se procede a una sectorización, que debe estar prevista en el plan de emergencias. En este caso se mantiene el objetivo de protección a las personas, al cual se añade el de facilitar las tareas al personal de emergencia.

En esta sectorización se suele dividir el área afectada en dos zonas: la de *intervención* y la *de alerta*.

- **Zona de intervención**. Es la zona directamente afectada, en que se desarrollarán las distintas intervenciones. En ella distinguimos entre tres áreas: *roja*, *amarilla* y *verde*.

¡**Tenlo** en cuenta!

La sectorización durante el desarrollo del suceso se puede aplicar también en edificios o instalaciones. Un ejemplo reciente es la sectorización de las residencias durante la COVID-19 para proteger a las personas no contagiadas.

Fig. 3.6.
Sectorización después de un suceso catastrófico.

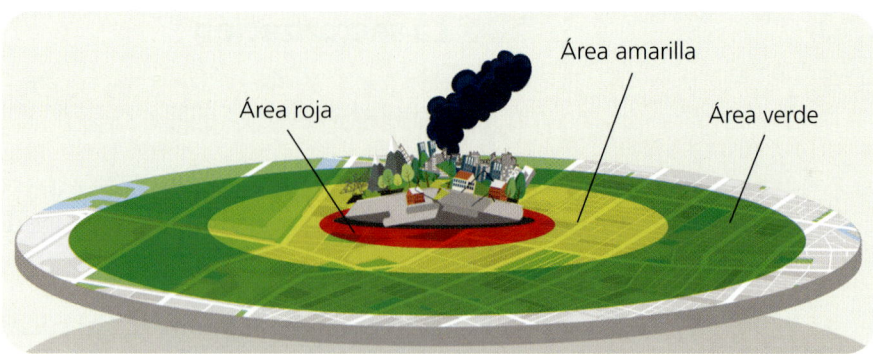

- **Área roja, de rescate** o **caliente**. Es la zona donde se ha producido la emergencia y en la que hay riesgos para las personas. En esta zona solo deben operar los equipos de salvamento y rescate.

- **Área amarilla, de socorro** o **templada**. Es una zona circundante al área de rescate, a la cual solo puede acceder personal autorizado para realizar su trabajo. En esta zona se presta la asistencia sanitaria inicial.

- **Área verde, de evacuación** o **fría**. Es la zona más externa, en la que se sitúan los equipos de apoyo. En el ámbito sanitario, en esta zona se presta atención médica y se prepara a las víctimas que lo necesiten para su evacuación.

- **Zona de alerta**. Es aquella en la que las consecuencias del suceso no justifican la intervención, excepto en el caso de grupos críticos de población. Por ejemplo, en esta zona se pueden recomendar medidas destinadas a personas que presentan problemas respiratorios, a bebés, a personas de avanzada edad, etc.

›› El confinamiento

Una de las medidas de protección de la población que se puede adoptar es el *confinamiento*.

El **confinamiento** es una medida que consiste en pedir a la población que se encierre en locales protegidos y suficientemente aislados del exterior, y que permanezca en ellos hasta que las condiciones exteriores sean seguras.

La aplicación más común de esta medida es la que se produce en caso de contaminación ambiental, generalmente causada por:

- **Humo** generado en incendios o accidentes.

- Algún **gas tóxico** procedente de un accidente en una industria o de un vehículo de transporte de mercancías peligrosas.

Para evitar que las personas respiren el humo o los gases se les pide que se encierren en un edifico, con las puertas y ventanas bien cerradas, hasta que se disipe la contaminación y sea seguro respirar el aire exterior.

Otra posibilidad de confinamiento es la que hemos vivido en 2020. En este caso se pide a la población que se quede en casa para reducir el riesgo de contagio de una enfermedad muy transmisible y capaz de provocar cuadros clínicos muy graves. Para que cualquier confinamiento sea efectivo es esencial informar correctamente a la población para que comprenda la utilidad de esta medida y sepa cómo y hasta cuándo debe aplicarla.

>> La evacuación

Otra de las medidas que se puede aplicar para proteger a la población es la *evacuación*.

> La **evacuación** consiste en alejar, de forma ordenada, a la población de una zona que no es segura.

La evacuación se puede aplicar en distintos momentos:

- **Tras un suceso catastrófico** para apartar a la gente de un escenario peligroso. Por ejemplo, tras una explosión de gas o un incendio en un piso de un edifico se procede a evacuar a todos los vecinos mientras se verifican las instalaciones y el estado del edificio. Si es seguro, se permite que regresen a sus casas.

- **Antes de un suceso potencialmente catastrófico**, para evitar que la población sufra daños. Evacuar a los habitantes de una urbanización acechada por un incendio forestal o evacuar una población costera a la que se acerca un tsunami son ejemplos de evacuaciones cuya finalidad es proteger a la población del impacto del suceso.

> Planificación de las evacuaciones

La dificultad de realizar una evacuación depende de la situación en la zona y de la cantidad de personas que es necesario desplazar. En cualquier caso se deben planificar:

- La **forma de aviso**. Los avisos se pueden emitir por medio de un sistema fijo de megafonía, la megafonía de vehículos policiales, emisoras de radio, redes sociales de protección civil y de los ayuntamientos o por cualquier otro medio. Es importante tener planificado cómo hacerlo y, sea cual sea el medio, prever que debe haber personal que verifique la evacuación casa por casa.

  También se debe planificar cómo se van a localizar y evacuar las personas dependientes que necesiten ayuda.

- Los **medios de transporte** que se utilizarán. En este caso se debe consultar el catálogo de recursos movilizables y escoger los medios de transporte más adecuados, en función de la situación prevista.

  Si la evacuación se declara con suficiente antelación, la mayoría de las personas pueden desplazarse hasta una zona segura por sus propios medios. En este caso se debe informar a la población de cuáles son las zonas seguras y qué vías deben usar o evitar para llegar a ellas.

- Las **rutas de evacuación** que se utilizarán, que deben ser seguras y tener capacidad para toda la movilidad que se va a producir. Deben estar previstas en el plan y antes de iniciar la evacuación se debe verificar que están transitables y son seguras.

- El **lugar de acogida**, en una zona segura. Es necesario prever qué instalaciones pueden actuar como albergue de emergencia o, si es necesario, disponer de albergues móviles (carpas, tiendas, estructuras modulares, etc.) y prever quién se va a ocupar de su montaje. También se debe planificar cómo se van a atender las necesidades de las personas evacuadas y qué se deberá hacer si la situación se prolonga en el tiempo sin que puedan regresar a sus casas.

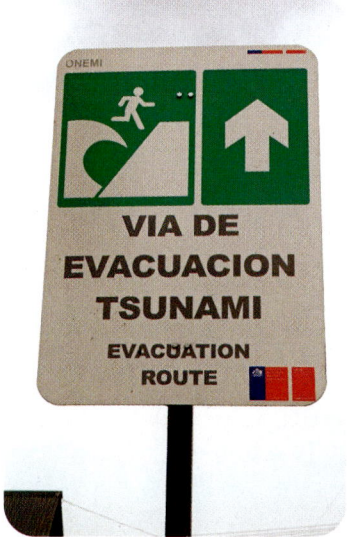

Fig. 3.7.
En algunos casos las rutas de evacuación están señalizadas.

¡*Tenlo* en cuenta!

Cuando se hace una evacuación es importante explicar a la población, de forma breve y comprensible, qué deben llevarse. Es importante que lleven su documentación y que las personas que siguen algún tratamiento se lleven los medicamentos que puedan necesitar mientras tengan que estar fuera.

>> La atención sanitaria de protección

El sistema sanitario atiende a las personas que han sufrido daños como consecuencia directa de una catástrofe. Pero también desarrolla actividades de protección, que son muy importantes para evitar daños secundarios y tardíos.

Entre las actividades sanitarias de protección destacan:

- Valorar el **estado sanitario e higiénico** de la zona siniestrada y alertar de los riesgos sanitarios que se detecten.

- Realizar la **inspección sanitaria** de la población ilesa evacuada en los albergues de emergencia y de los propios albergues.

- Controlar los posibles **brotes** epidemiológicos. Esta función es importante no solo en el lugar del suceso, sino también en los albergues.

- En algunos casos, aplicar **medidas sanitarias preventivas** para evitar enfermedades en la población afectada. Algunos ejemplos son las vacunaciones ante un riesgo biológico concreto o la administración de pastillas de yodo para proteger la glándula tiroides tras una exposición a radiaciones ionizantes.

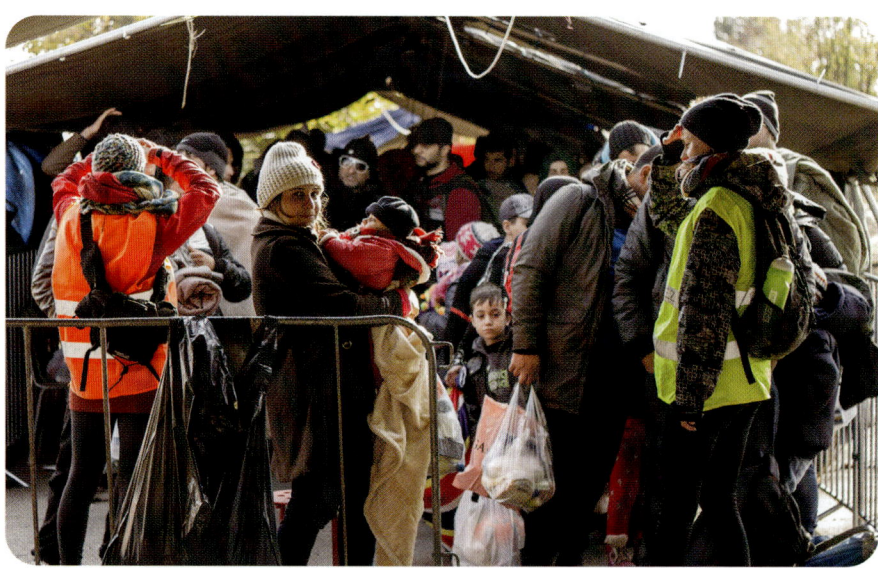

Fig. 3.8.
Tras un desastre de gran magnitud la población es más vulnerable ante enfermedades e infecciones. Los servicios sanitarios emprenden actividades de protección para reducir estos efectos secundarios y evitar que deriven en tardíos.

3.3.3. Medidas de protección a los bienes

Las **medidas de protección a los bienes** están destinadas a salvaguardar bienes materiales y culturales que puedan encontrarse en riesgo a causa del suceso catastrófico.

La protección de los bienes para evitar que resulten dañados permite:

- La reducción de daños directos y del número de víctimas que estos pueden causar, y también de daños indirectos, que podrían causar nuevas víctimas.

- La recuperación más rápida de la zona afectada por el desastre.

Por ejemplo, cubrir unas grandes ventanas acristaladas antes de un suceso potencialmente catastrófico evitará la rotura de los cristales y que se produzcan daños en el interior del edificio, lo que también reducirá el riesgo de que haya personas heridas.

Las instalaciones necesarias para la prestación de servicios como la distribución de agua, electricidad, gas o internet requieren una protección especial para evitar que se interrumpa el suministro a la población. El plan también debe prever medidas especiales de protección para los bienes declarados de interés cultural, ya que en ese caso se trata de un patrimonio irremplazable.

Las medidas de protección incluyen además actuaciones que tienen como objetivo salvaguardar los bienes de las personas, los establecimientos comerciales y otras entidades ante la aparición, habitual en estas situaciones, de saqueos, asaltos o pillaje.

¡Tenlo en cuenta!

Ante la inminencia de un suceso potencialmente catastrófico las autoridades deben informar sobre las medidas de protección de bienes que pueden resultar más efectivas.

Por ejemplo, colocar tablas o sacos con tierra en las puertas cuando es previsible que se produzca una avenida de agua en la calle o retirar del exterior de los edificios los elementos que se puedan caer o desprender en caso de previsión de viento muy intenso.

Actividades

6. Pon cinco ejemplos de medidas para combatir un suceso catastrófico.

7. El aviso a la población es una medida de protección a las personas pero, ¿qué puede ocurrir si el aviso es confuso o incluye instrucciones inadecuadas? Ejemplifica tu respuesta.

8. Tenías previsto ir a visitar a tus abuelos al pueblo, pero has oído que hay avisos de grandes nevadas y no sabes qué hacer. ¿Qué información y consejos de seguridad deberían proporcionar las autoridades para que puedas decidir qué hacer sin ponerte en riesgo?

9. Explica brevemente cómo se realiza la sectorización después de un suceso catastrófico.

10. Cita algunas medidas sanitarias que tengan como función la protección de la población.

11. Lee el artículo siguiente. En él se habla de *evacuar*, *confinar* y *rescatar*; explica qué significa cada concepto y valora si están bien utilizados en el artículo.

Los bomberos extinguen el incendio en un supermercado en Premià de Dalt

Los bomberos de la Generalitat han extinguido un incendio que ha afectado esta tarde a la sala de máquinas de un supermercado Condis en Premià de Dalt (Maresme), que se ha declarado por causas todavía no determinadas.

Según un comunicado de la *Conselleria de Interior*, hasta 17 dotaciones de bomberos han participado en la extinción de este incendio, que se ha concentrado en el aparcamiento subterráneo que el supermercado comparte con las seis escaleras del edificio.

Durante los trabajos, ha sido necesario evacuar a los vecinos de las distintas escaleras y se ha mantenido confinados en sus casas a los de otros cuatro bloques, aunque, en estos momentos, todas las personas han podido volver ya a sus domicilios y la orden de confinamiento ha sido levantada.

Los bomberos han tenido que rescatar a la única persona que se encontraba en el aparcamiento, así como a una vecina de los pisos superiores. Ambos han sido trasladados a un centro sanitario por inhalación de humo.

Aunque las estructuras del aparcamiento y el supermercado no están afectadas, el local ha quedado inutilizado debido a la humareda.

Fuente: EFE, 12/06/2012.

3.4. Las medidas de respuesta

> Las **medidas de respuesta o de socorro** van destinadas básicamente al rescate y atención sanitaria de personas cuya vida está amenazada.

Consideramos que necesitan socorro las personas desaparecidas, sepultadas bajo escombros o aisladas, heridas o contaminadas y las enfermas debido a las condiciones del medio ambiente y de higiene.

En relación con el socorro, las principales medidas que se deben definir son la *búsqueda*, el *rescate* y la *atención sanitaria*.

3.4.1. La búsqueda

Cuando la afectación está claramente delimitada, como en el derrumbe de un edificio o de un puente o en una explosión, la zona en que puede haber personas atrapadas es muy limitada y se realiza una búsqueda entre los restos para localizar a posibles víctimas.

Pero si la zona afectada es muy grande, como en un terremoto o en un huracán, la búsqueda de personas resulta más compleja. En estos casos es necesario establecer:

- Un sistema mediante el cual se puedan **comunicar las desapariciones**, recopilando la información relevante para la búsqueda, como: ¿dónde estaba esa persona?, ¿cuándo y dónde se la vio por última vez?, ¿en qué vehículo viajaba? o ¿tiene algún problema de salud?

- Un sistema de **búsqueda sistemática**, mediante cuadrículas, para rastrear toda la zona en busca de personas atrapadas y/o heridas. La planificación debe prever la forma de marcar las zonas ya rastreadas, para que no haya repeticiones ni queden zonas sin rastrear.

- Un **teléfono de información** para familiares. En cuanto es posible se habilita un teléfono para que las personas que no consiguen localizar a alguien puedan llamar y saber si esa persona está en la lista de personas heridas y, en ese caso, en qué hospital, o si ha fallecido. Es recomendable que, en el caso de que la persona buscada esté en alguna lista, se pida a su familiar que acuda a un centro sanitario o a un punto de acogida donde se le informe y se le proporcione, si es necesario, soporte psicológico.

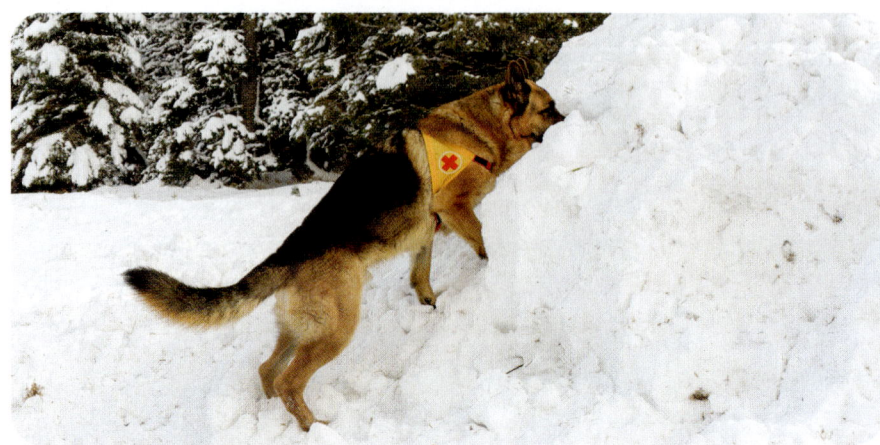

Fig. 3.9.
Las unidades caninas son habituales en las tareas de búsqueda de víctimas.

3.4.2. El rescate

Las víctimas que están atrapadas o que, por su estado, no pueden salir por sí mismas del lugar en que se encuentran necesitan ser rescatadas.

Las maniobras de rescate son muy complejas, ya que cada rescate es distinto y tiene sus propios riesgos. La persona responsable del equipo de rescate debe valorar muy bien cada situación para definir la estrategia que permita el rescate sin poner en riesgo al personal que lo va a llevar a cabo ni causar daños adicionales a la víctima.

Los equipos que se ocupan de estas tareas están entrenados y formados para realizarlas y disponen de materiales adecuados. Suelen incluir personal sanitario para prestar la primera atención, preparar a la víctima para el rescate y asesorar al equipo mientras lo hace.

Una vez completado el rescate se traslada a la víctima a una zona más segura y se le proporciona asistencia sanitaria.

3.4.3. Atención sanitaria

Las catástrofes pueden requerir asistencia sanitaria de dos tipos:

- **Atención a lesiones traumáticas**. Los desastres que causan daños materiales graves, como derrumbe de edificios, movimientos de tierras o afectación de carreteras, provocan traumatismos a las personas afectadas (fracturas, heridas, hemorragias, aplastamientos y otros).

- **Atención a enfermedades**. Otros desastres se caracterizan por sus efectos sobre las personas. Es el caso de epidemias, pandemias o hambrunas. En estos casos la atención sanitaria se centra en las patologías que genere el desastre.

›› Víctimas de traumatismos

Las víctimas heridas deben recibir atención sanitaria y, si lo necesitan, ser trasladadas a un centro sanitario. Las posibilidades de prestar esta atención y la forma de hacerlo dependen del número de víctimas y de la capacidad del sistema sanitario.

El plan de emergencias debe prever la intervención sanitaria en distintos escenarios, desde aquellos en los que el sistema puede responder con sus propios medios hasta escenarios en los que será necesario movilizar otros recursos del catálogo: montar puestos sanitarios avanzados u hospitales de campaña, movilizar recursos privados, etc.

La forma y momento en que se irán activando recursos adicionales dependiendo de las necesidades deben estar planificados y protocolizados para que, llegado el caso, pueda hacerse de forma rápida y efectiva.

› Protocolo básico

El protocolo básico en la atención inicial a las víctimas traumáticas, que estudiaremos en detalle en otros módulos, incluye:

- **Estabilización**. En la primera atención se detectan las víctimas en riesgo vital y se aplica soporte vital para conseguir su estabilización.

● **Triaje**. Cuando hay muchas víctimas no se puede prestar atención completa e inmediata a todas ellas. En cada punto de atención sanitaria se realiza un triaje para establecer la prioridad de cada una en la atención y/o en la evacuación.

El plan de emergencias debe concretar qué sistema de triaje se utilizará en caso de que se produzcan múltiples víctimas. El personal sanitario de emergencias debe conocerlo y disponer de tarjetas o de cualquier otro elemento de clasificación que se decida utilizar.

● **Norias de evacuación**. La evacuación de las víctimas se hace mediante un sistema secuencial. Las víctimas se evacúan a un puesto sanitario avanzado, desde donde se trasladan a un centro de evacuación y desde este, al hospital (el dispositivo puede tener más o menos puntos intermedios de atención, dependiendo del número de víctimas y de los daños materiales que haya causado el suceso).

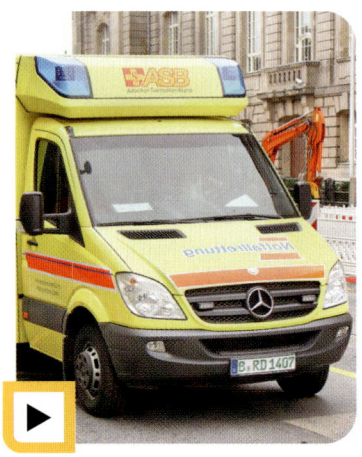

Fig. 3.10.
La circulación de ambulancias se realiza mediante norias de evacuación.

En este sistema, cada ambulancia va repitiendo un mismo trayecto (noria), llevando a las víctimas hasta el destino y volviendo de vacío para volver a cargar. Las norias proporcionan una serie de ventajas, como son:

- Las ambulancias están siempre a una distancia aceptable de su base.
- Las ambulancias siguen trayectos establecidos, señalizados y seguros.
- La distancia de cada trayecto no es excesiva y, por tanto, el tiempo de regreso, en que las ambulancias viajan vacías, es breve.

El sistema de atención secuencial hace que solo lleguen al hospital las víctimas que requieran hospitalización o recibir algún tratamiento que no les han podido aplicar en los puntos de atención anteriores. A pesar de ello, los hospitales deben estar preparados para recibir y atender a las víctimas y aplicar el sistema de triaje que les corresponda.

También es importante tener correctamente planificado el protocolo que seguirá el centro coordinador para asignar los hospitales de destino de las víctimas, ya que deberá tener en cuenta:

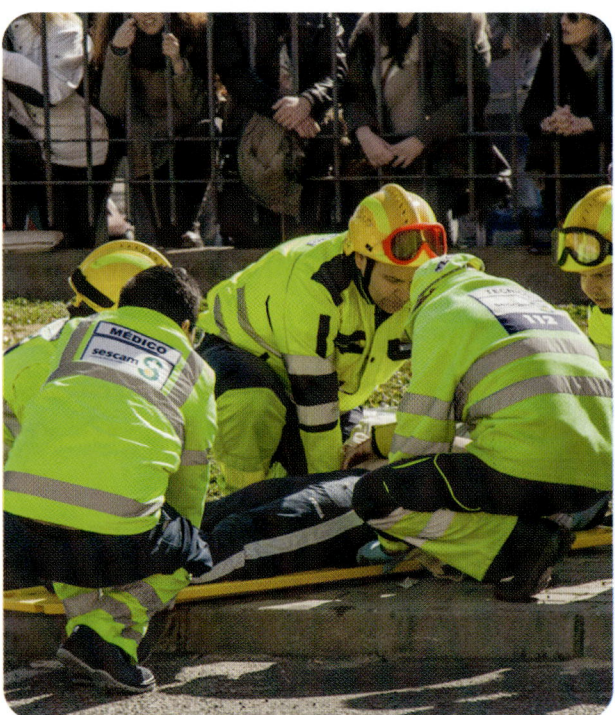

● La **capacidad de los hospitales**. Cuando hay muchas víctimas se debe ir asignando distintos hospitales de destino a las ambulancias, para evitar el colapso del servicio de urgencias del que esté más cerca del lugar del suceso.

● Las **especialidades de los centros**. Se deben tener en cuenta las situaciones en que la víctima necesite equipos o personal especializado y buscar, en estos casos, un hospital de destino que disponga de la especialidad que la víctima necesite.

● La **urgencia**. Debe considerar el tiempo que la víctima puede sobrevivir sin recibir el tratamiento médico que necesita, para destinar los casos más urgentes a los hospitales más cercanos.

Fig. 3.11.
Ante una emergencia, todo el personal sanitario, tanto el que está sobre el terreno como el de los hospitales y el del centro coordinador debe conocer los protocolos que ha de aplicar.

>> Víctimas de enfermedad

Cuando la emergencia se debe a una enfermedad, la respuesta se debe basar en detectar a las personas afectadas y proporcionarles el tratamiento que corresponda.

El caso más frecuente es el de enfermedades transmisibles que, como hemos visto en la primera unidad de este módulo, causan cada año diversas epidemias y, puntualmente, pueden generar pandemias.

¡**Tenlo** en cuenta!

En España la vigilancia de enfermedades transmisibles es función de la Red Nacional de Vigilancia Epidemiológica (RENAVE), que gestiona el Centro Nacional de Epidemiología (CNE). En Europa se produce una coordinación por parte del Centro Europeo para la Prevención y Control de Enfermedades (ECDC). El propósito de la vigilancia epidemiológica es proporcionar la información necesaria para el control de las enfermedades transmisibles en la población.

> Enfermedades de declaración obligatoria

Existe una lista de enfermedades transmisibles que es obligatorio declarar a las autoridades sanitarias en caso de diagnosticar algún caso y, en algunas de ellas, solamente ante la sospecha.

Se trata de enfermedades conocidas, para las cuales existen protocolos de actuación acordados en el Consejo Interterritorial del Sistema Nacional de Salud y que permiten una rápida respuesta y un control eficaz de los posibles brotes. Algunos ejemplos de enfermedades de declaración obligatoria son el cólera, el botulismo, la varicela, el sarampión o la peste. También se incluyen enfermedades «tropicales» como el dengue o la fiebre amarilla y algunas enfermedades emergentes como el SARS (síndrome respiratorio agudo grave) o la enfermedad por el virus chikunguña.

Documento 3.1

Treinta afectados por dos brotes de sarampión en Cataluña

Treinta personas han sufrido un brote de sarampión en Cataluña en lo que va de año. Dos brotes de esta enfermedad están activos en la actualidad en las zonas del Penedés y el Vallés.

Según la consejería de salud de la Generalitat, todos los casos han sido importados o relacionados con un caso importado y se trata de personas que no estaban correctamente vacunadas. Aseguran que la situación no es alarmante, aunque están vigilando por si hace falta actuar en cualquier momento.

La consejería considera altos los datos de vacunación en esta comunidad autónoma, donde la cobertura en 2018 fue del 94,1% en la primera dosis y del 91,5% en la segunda.

En 2000 se eliminó el sarampión autóctono en Cataluña, pero desde 2006 volvieron a aparecer brotes. El año pasado hubo una incidencia de 0,41 casos por 100.000 habitantes, con un total de 31 afectados, todos importados o relacionados con casos de otros países, según datos oficiales.

Fuente: Crónica global [internet], 03/05/2019.

> Nuevas enfermedades

Una situación mucho más complicada es la que se produce cuando se detecta un brote epidémico de una enfermedad grave y muy trasmisible y que no es suficientemente conocida, como ha ocurrido con la de la COVID-19.

Las medidas básicas que se aplican para intentar frenar la evolución de un brote infeccioso desconocido son:

- **Aislamiento** de los casos diagnosticados o sospechosos, para evitar que puedan transmitir la enfermedad. Los hospitales disponen de habitaciones de aislamiento de distintos niveles, pero en caso de epidemia serán insuficientes, por lo que se aplican medidas de aislamiento en habitaciones ordinarias, generalmente en plantas reservadas para la enfermedad en curso.

- **Seguimiento de contactos**. En los primeros días el número de casos aún no es muy elevado. Si en esos momentos se consigue detectarlos y realizar el seguimiento y asilamiento de sus contactos, la transmisión de la enfermedad se reduce y se puede conseguir detener su progresión. Si la enfermedad alcanza el nivel de epidemia, este seguimiento se vuelve imposible.

- **Información a la población** sobre la enfermedad y qué deben hacer en caso de sospechar que la padecen, así como sobre las medidas de autoprotección que pueden adoptar.

- **Protección del personal**. El personal (sanitario y no sanitario) que trabaja en contacto con personas enfermas debe disponer de medios para protegerse. La protección se basa en el uso de equipos de protección individual adecuados al agente patógeno y en la aplicación de protocolos de trabajo bien definidos.

  Cabe destacar que si el personal que debe atender a las personas enfermas contrae la enfermedad se convertirá en una fuente de contagio, aumentarán las personas que necesitarán atención sanitaria y se reducirá la capacidad del sistema sanitario, lo que agravará la situación.

En paralelo a la atención directa a las personas enfermas y a las potencialmente contagiadas se emprenden estudios para identificar al agente patógeno, conocer su cadena epidemiológica e intentar determinar cuáles serán las medidas de protección, diagnóstico y tratamiento más eficaces. Los resultados de las distintas investigaciones se van aplicando para controlar la epidemia.

¡Tenlo en cuenta!

El conocimiento de la cadena epidemiológica permite definir las medidas de protección más eficaces. Por ejemplo, si se averigua que una enfermedad se transmite por la picadura de un mosquito se actúa sobre las aguas en que crecen las larvas de los mosquitos, se fomenta el uso de repelentes y la colocación de mosquiteras, etc.

Actividades

12. Se ha localizado un cadáver entre los restos de un edifico derrumbado. Los equipos de rescate marcan el lugar y prosiguen con las tareas de búsqueda. ¿Por qué crees que no han recuperado el cuerpo? ¿Crees que es un procedimiento habitual en todas las emergencias?

13. Ante una emergencia se pueden aplicar los procedimientos habituales de atención a las víctimas o bien se puede activar un sistema de atención distinto, basado en triajes y protocolos de emergencia. ¿Qué se tiene en cuenta para seguir uno u otro sistema de atención? ¿En qué se diferencian los dos sistemas?

14. ¿Crees que la información que se facilita a la población en la fase de respuesta debe ser exhaustiva y detallada? ¿Crees que es justificable que se oculte información para evitar situaciones de pánico o por otras causas? En tres o grupos de cuatro personas, debatid sobre este tema.

3.5. Las medidas de rehabilitación

Una vez se dan por finalizadas la fase de emergencia y la puesta en práctica de las medidas de intervención se debe proporcionar *información postemergencia* a la población, iniciar las *medidas reparadoras* y, finalmente las *medidas de rehabilitación a largo plazo*.

3.5.1. Información postemergencia

> La **información postemergencia** es aquella que notifica a la población el fin de la situación de emergencia y da orientaciones para la vuelta a la normalidad.

En este momento los mensajes van destinados a informar sobre las opciones que tiene la población: cómo se van a valorar los daños, qué deben hacer si sus casas están destruidas, qué tipos de ayudas tienen a su disposición, cuándo se van a restablecer los distintos suministros, etc. También se hacen públicas valoraciones del suceso y de los daños que ha causado.

Si es el caso, también se informa sobre el procedimiento previsto para la localización de personas desaparecidas o para la identificación de víctimas y se proporciona apoyo psicológico.

3.5.2. Medidas reparadoras

> Las **medidas reparadoras** van destinadas a la rehabilitación de los servicios públicos esenciales, cuando la carencia de estos servicios constituya por sí misma una situación de emergencia o perturbe el desarrollo de las operaciones.

Debemos pensar que el restablecimiento de los suministros básicos, como los de luz o agua, y la reparación de elementos como la red de alcantarillado, las carreteras o las vías ferroviarias mejoran las posibilidades de asistencia, reducen los riesgos (de brotes infecciosos, de accidentes, etc.) y permiten una recuperación más rápida de la zona.

Estas medidas las aplica personal técnico y resulta esencial la participación de las empresas suministradoras, que deben conocer el plan de emergen-

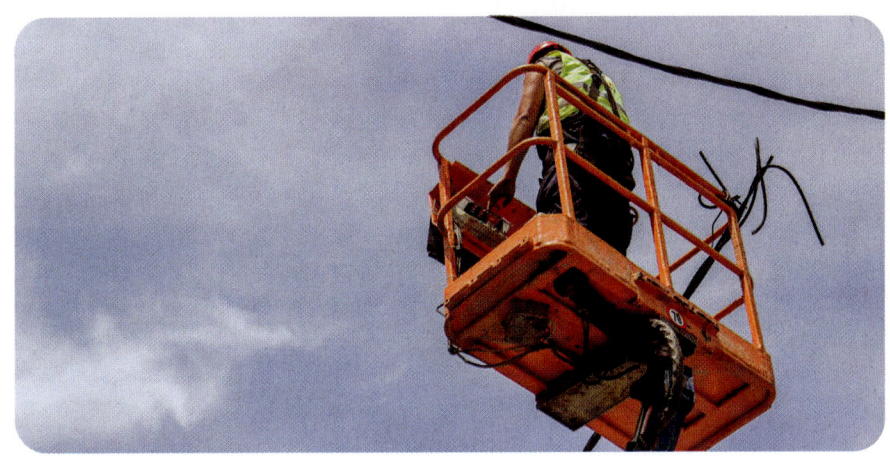

Fig. 3.12.
Las reparaciones necesarias para restablecer el suministro eléctrico se emprenden lo antes posible tras un desastre.

cia y participar en él. Por ejemplo, se puede prever el restablecimiento del suministro eléctrico de forma provisional mediante generadores, pero para recuperar el servicio será imprescindible que sea la compañía eléctrica quien actúe. Algunas de las medidas reparadoras que se emprenden una vez ocurrido un siniestro que ha causado numerosos daños materiales son:

- Proceder a las tareas de retirada de escombros y limpieza de la zona afectada.

- Restablecer los sistemas de suministros (agua, gas, electricidad, internet y teléfono). Si es necesario se establecen sistemas alternativos de suministro de forma temporal.

- Reparar la red de alcantarillado y las depuradoras, y comprobar el estado de los acuíferos y otros elementos ambientales que tengan incidencia en la salud pública.

- Reparar las vías de comunicación afectadas.

- Buscar alojamiento para las personas que han perdido sus hogares y se encuentran en albergues o centros de acogida. Se debe valorar el tiempo durante el cual no podrán regresar a sus casas, o si podrán regresar, y buscar las mejores soluciones.

3.5.3. Rehabilitación a largo plazo

Cuando el suceso ha causado muchos daños y víctimas es necesario implementar una última fase: la *rehabilitación*.

> La **rehabilitación** es el conjunto de acciones destinadas a conseguir que la zona en que se ha producido la emergencia quede en un estado similar al que tenía antes del suceso.

Fig. 3.13.
Los desastres de gran magnitud causan daños cuya recuperación exige tiempo y muchos recursos.

Para llevar a cabo adecuadamente todas las operaciones de rehabilitación necesarias se tendrá que partir de un informe que detalle con precisión la situación, los daños y las necesidades de la población. (Doc. 3.2)

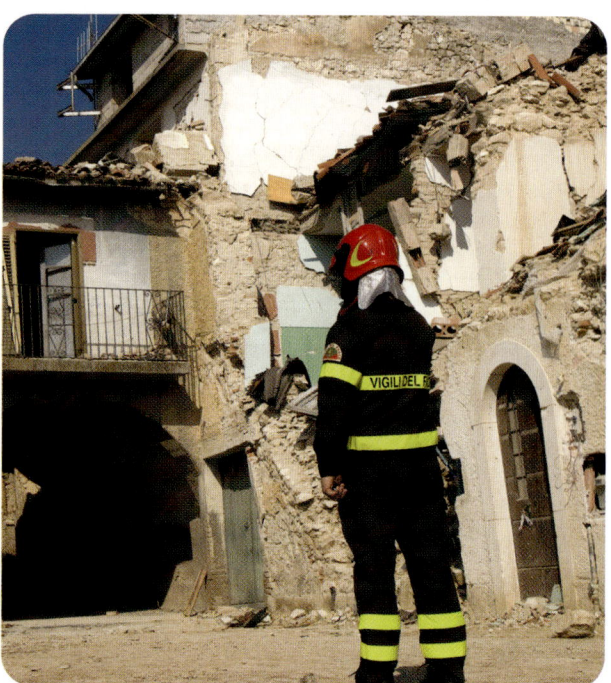

Esta fase suele durar meses y, en algunos casos, se puede prolongar durante años. Se deberá ir valorando periódicamente qué equipos deben seguir operando y cuáles se pueden retirar o reducir.

Las actividades concretas que es necesario emprender dependen de cada situación. En algunos casos puede ser necesario reconstruir puentes, construir nuevos edificios, renovar el cableado eléctrico de una ciudad o cualquier otra actividad destinada a recuperar los edificios e infraestructuras dañados por el desastre.

Pero además de las intervenciones que se llevan a cabo directamente sobre elementos afectados por el desastre también se deben considerar otras, como las que deberán aplicar para recuperar la actividad normal de los sistemas sanitario, asistencial, judicial o educativo, o buscar soluciones para niños y niñas que hayan quedado bajo la tutela de las autoridades por haber perdido a sus familiares.

Documento 3.2

Informe de evaluación de los daños

El Servicio de Protección Civil de la Dirección General de Protección Ciudadana en colaboración con los técnicos tanto de la administración como de otras entidades que determine el director del plan, de acuerdo con el Consejo Asesor, iniciará tan pronto como sea posible los trabajos de identificación y evaluación de daños producidos por la emergencia. Se trata, fundamentalmente, de recopilar y ordenar los daños humanos y materiales, directos e indirectos, causados por la situación de la emergencia. Esta evaluación será la base de las actuaciones posteriores, tanto de reconstrucción como de indemnización u otras que pudieran derivarse y tendrá que ser revisada y asumida por los miembros del Consejo Asesor y por la dirección del plan.

[...] El trabajo principal es un informe detallado con la siguiente información:

1. **Causas que han originado la activación del plan**, descripción de la emergencia y de los efectos colaterales.

2. **Listado de víctimas y heridos**, incluyendo:

   - Datos personales: nombre y apellidos, DNI, población de origen o residencia, etc.

   - Tipología y gravedad de las lesiones, evolución previsible.

   - Localización: nombre del centro y teléfono de contacto.

3. **Relación de daños materiales**:

   - Localización de la zona afectada y descripción general de los daños (incluyendo cartografía de la zona).

   - Listado de detalle, incluyendo en cada caso:
     - Descripción y localización de la instalación, edificio o elemento de otro tipo afectado.
     - Daños reales directos e indirectos.
     - Actuaciones necesarias para el retorno a la normalidad.

4. **Valoración económica**:

   - Costes directos de los daños: gastos generados durante la emergencia y valor de reposición de los bienes destruidos.

   - Valoración económica de las actuaciones necesarias para el retorno a la normalidad.

   - Costes previsibles en indemnizaciones, seguros, etc.

5. **Conclusiones**:

   - Resumen de las actuaciones.

   - Propuesta de prioridades.

Fuente: Plan territorial de emergencia de Castilla-La Mancha.

Actividades

15. En grupos de tres o cuatro personas, debatid sobre qué información postemergencia creéis que se debería haber aportado tras el brote de COVID-19 de primavera de 2020 y comparadla con la que realmente se comunicó.

16. Explica en qué se diferencian las medidas reparadoras de la rehabilitación a largo plazo.

3.6. La coordinación operativa

Una vez estudiado «¿qué podemos hacer para evitar daños o reducirlos en lo posible?» el paso siguiente es preguntarse «¿quién va a ocuparse de ello?», es decir, decidir quién se va a responsabilizar de cada medida y, no menos importante, cómo se van a coordinar todos los grupos y equipos implicados en la aplicación de las distintas medidas.

3.6.1. Los grupos de acción

Los equipos que, sobre el terreno, van a llevar las distintas medidas a la práctica resultan sencillos de identificar, ya que van a aplicar sus especialidades. Por ejemplo, los bomberos realizarán tareas de rescate y el personal sanitario, asistencia sanitaria. Se suelen distinguir cinco grupos de acción: el grupo de *intervención*, el *sanitario*, el de *seguridad*, el *logístico* y el *técnico*. La tabla siguiente muestra las funciones más destacadas que suelen asumir los distintos grupos.

	Principales profesionales integrados en el grupo	Funciones generales del grupo
Grupo de intervención	Bomberos Otros especialistas en rescates	• Valoración del escenario (daños y riesgos). • Búsqueda y rescate de víctimas.
Grupo sanitario	Personal de sistema de salud local Otros profesionales sanitarios	• Atención sanitaria a las víctimas. • Prevención de brotes epidémicos.
Grupo de seguridad	Cuerpos policiales	• Señalización de las zonas y control de los accesos. • Regulación de la circulación. • Protección de personas y bienes.
Grupo logístico	Personal diverso	• Intendencia para el personal del dispositivo: agua, alimentos, lugar de descanso, transporte, etc. • Avisos a la población. • Organización de evacuaciones y confinamientos.
Grupo técnico	Personal diverso	• Asegurar las comunicaciones para el personal del dispositivo. • Servicios a la población: albergue, transporte, información, comunicaciones, etc. • Suministros básicos a la población: agua, alimentos, medicamentos, etc.

Los grupos de acción se ubican en distintas zonas:

- **Grupo de intervención**. El personal de este grupo suele ser el único que entra en la zona roja, para realizar la búsqueda y rescate de víctimas. Muchos de estos equipos incluyen personal sanitario que presta la primera atención y, si es necesario, inmoviliza («empaqueta») a la víctima para que no sufra lesiones durante el rescate.

- **Grupo sanitario**. En la zona amarilla se instala personal de este grupo, que acoge a las víctimas rescatadas y aplica soporte vital cuando es necesario. En zona verde también hay personal sanitario, que en este caso recibe las víctimas procedentes de la zona amarilla, las atiende y, si es necesario, las prepara para su posterior evacuación.

- **Grupos de seguridad, logístico y técnico**. Mayoritariamente se ubican en la zona verde, aunque es posible que algún equipo de personal técnico deba a acceder a otras zonas. Si han de entrar en la zona roja lo hacen acompañados de personal de rescate.

3.6.2. El organigrama

Viendo los distintos perfiles profesionales que forman parte de los grupos de acción y las distintas tareas que pueden asumir cada uno de ellos, es fácil darse cuenta de la necesidad de planificar unos mecanismos de coordinación para garantizar la eficacia de todas las actuaciones.

Cada plan de emergencias debe incluir la organización que se aplicará en sus distintas fases, de forma que la puesta en marcha de los equipos pueda producirse de forma rápida.

›› Organigrama básico

La complejidad del organigrama depende de cada plan y se planifica teniendo en cuenta los recursos y las necesidades que prevea atender, aunque la organización básica es la que muestra el siguiente organigrama:

Fig. 3.14.
Organigrama básico.

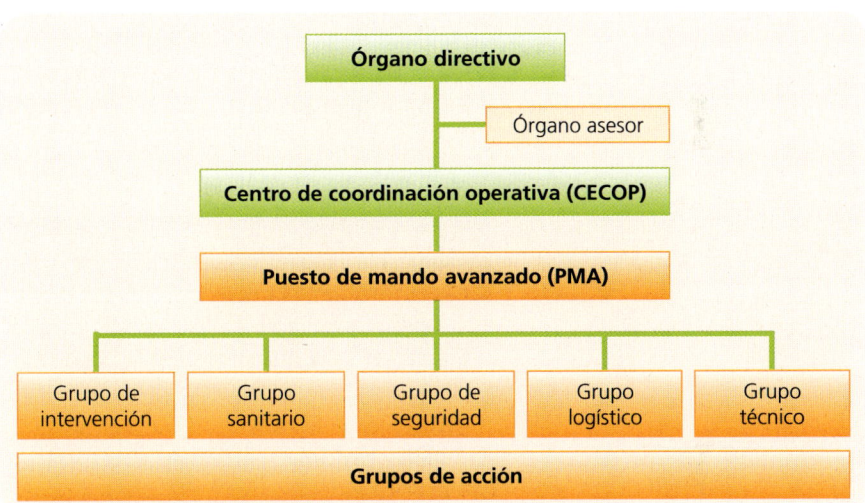

›› Funciones de los diferentes estamentos

El plan debe prever las funciones que quedan asignadas a cada uno de los órganos o grupos que se planifiquen, para garantizar que todas las necesidades quedan atendidas.

Asimismo se garantizará que todo el personal sepa exactamente qué debe hacer y que no haya duplicidades en las funciones.

› El órgano directivo

Es la máxima autoridad en el desarrollo del plan de emergencias. Coordina las actuaciones a nivel general y puede incluir varios grupos que asuman la responsabilidad de la coordinación a distintos niveles.

Este órgano está dirigido por el **director** o la **directora** del plan e incorpora a las personas responsables de los distintos grupos, a los representantes de las administraciones y a cualquier otra persona que esté prevista en el plan de emergencias. Estos se organizan en gabinetes de información o comités de operaciones.

Este órgano no solo se ocupa de la aplicación de las medidas en el momento de la emergencia, sino también de las actividades de implantación y mantenimiento del plan, así como de su activación.

> El órgano asesor

Es un comité cuya principal función es la asistencia y asesoramiento a la dirección del plan en sus funciones de organización y coordinación de las emergencias, tanto en los aspectos operativos y administrativos como en los jurídicos.

Además, interviene en el estudio y análisis de las situaciones y sus circunstancias, así como en el proceso de implantación del plan.

> El centro de coordinación operativa

El Centro de Dirección Operativa (CECOP) se responsabiliza de la dirección y coordinación de todas las operaciones durante la fase de respuesta. En su composición se integran responsables de los distintos grupos de acción.

Su composición concreta, así como el momento y la forma en que se activa este centro deben estar planificados en el plan de emergencias.

EL CECOP suele estar en algún edifico oficial, con comunicaciones adecuadas para poder mantener contacto con el puesto de mando avanzado y tramitar las solicitudes de ayuda e información que corresponda.

*¡**Tenlo** en cuenta!*

Cuando el CECOP deba incluir mandos de diferentes administraciones, tanto para la dirección y coordinación de la emergencia como para la transferencia de responsabilidades, el centro pasa a considerarse un Centro de Coordinación Operativa Integrado (CECOPI).

> El puesto de mando avanzado

El puesto de mando avanzado (PMA) es un centro de mando de carácter técnico situado próximo al lugar del siniestro que se encarga de coordinar todas las actividades y la relación entre los distintos cuerpos y organizaciones. En algunas situaciones pueden organizarse varios PMA.

Al igual que el CECOP, estos puestos se organizan en la fase de respuesta aplicando las pautas recogidas en el plan de emergencias.

Fig. 3.15.
En el dispositivo que se organiza durante una emergencia hay dos niveles de coordinación, el CECOP y el PMA.

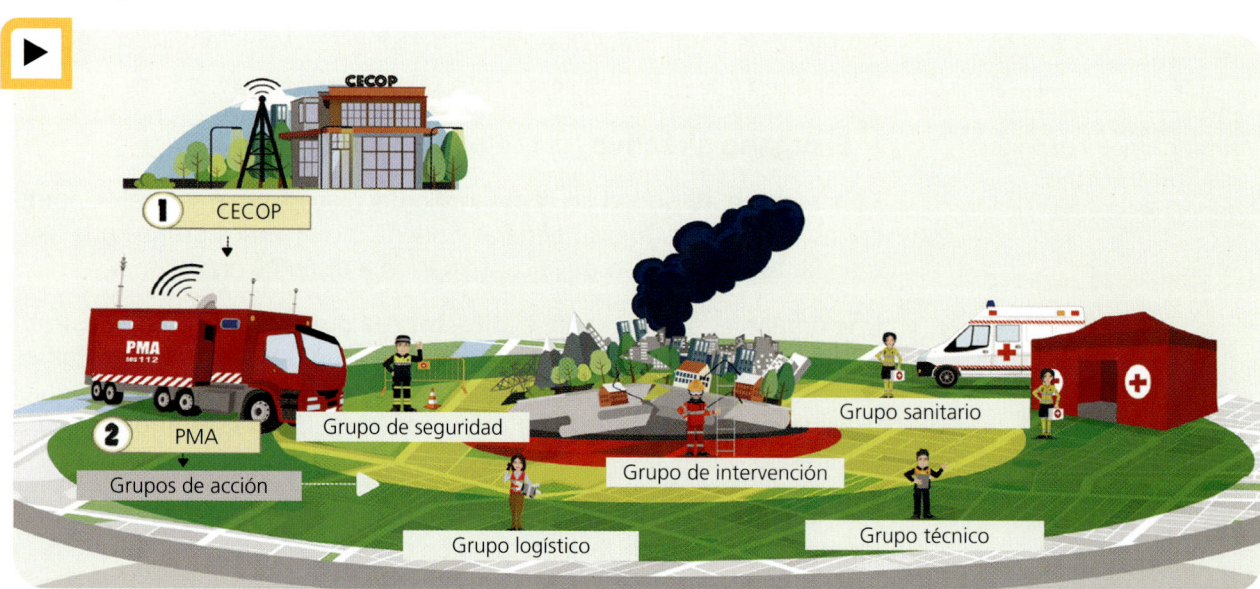

> Los grupos de acción

En estos grupos quedan incluidas todas las personas que trabajan sobre el terreno. Se suelen distinguir los cinco grupos de acción que ya hemos mencionado: el grupo de intervención, el sanitario, el de seguridad, el logístico y el técnico.

Cada uno mantiene su organigrama interno y tiene representación tanto en el CECOP como en el PMA.

Documento 3.3

Funciones del grupo sanitario

El grupo sanitario es el responsable de la asistencia sanitaria a la población, con el objetivo de garantizar una actuación eficaz y coordinada de todos los recursos sanitarios existentes. Son funciones de este grupo:

- Organizar los dispositivos médicos y sanitarios.
- Prestar asistencia sanitaria de urgencia a las víctimas.
- Organizar y coordinar el traslado de víctimas a los centros sanitarios receptores.
- Proceder a la clasificación, estabilización y evacuación de las víctimas que lo necesiten.
- Recoger toda la información posible sobre la localización e identidad de las personas asistidas.
- Colaborar en la identificación de las personas fallecidas.
- Realizar la inspección sanitaria de la población ilesa evacuada en los albergues de emergencia.
- Valorar el estado sanitario e higiénico de la zona siniestrada y alertar de los riesgos sanitarios que detecten.
- Controlar los focos contaminantes y los posibles brotes epidemiológicos.
- Aplicar medidas sanitarias preventivas.
- Gestionar la cobertura de necesidades farmacéuticas.

Documento 3.4

El voluntariado

La participación ciudadana constituye un fundamento esencial de colaboración de la sociedad en el sistema de protección civil.

Se entiende por voluntario/a a la persona que colabora y, de manera altruista y sin ánimo de lucro, realice una actividad a iniciativa propia o a petición de las autoridades.

El voluntariado de las agrupaciones de protección civil podrá intervenir en la emergencia previa autorización de la autoridad competente, adscrito a los grupos de acción que dicha autoridad determine, en función de su formación y capacitación, estando siempre a las órdenes del jefe de grupo asignado.

Actividades

17. Explica por qué es necesario que se planifique la organización del centro de coordinación operativa en el plan de emergencias.

18. ¿De qué labores se ocupa el grupo de intervención operativa? Pon cinco ejemplos de profesionales que en caso de emergencias formarían parte de este grupo.

19. ¿En qué órgano queda integrado el grupo sanitario? ¿Qué caracteriza a ese órgano?

20. Busca en internet el organigrama de algún CECOP y valora qué grupos y organización propone.

Ahora *practica*

Actividad 3.1. **Medidas frente a un huracán**

En parejas o en pequeños grupos, leed el siguiente artículo y contestad a las preguntas que hay a continuación.

En agosto de 2005 el huracán Katrina asoló Nueva Orleans, una ciudad protegida por diques que evitaban que el agua del lago Pontchartrain la inundara; a causa del huracán y de deficiencias en la construcción y en el mantenimiento, los diques se rompieron.

El 85% de la ciudad de Nueva Orleans quedó bajo el agua, en algunas zonas hasta a 7 metros de profundidad. Durante un tiempo, la ciudad estuvo inhabitable. Todos los servicios públicos estaban suspendidos y no era posible utilizar las infraestructuras debido a la gran cantidad de agua. Además, se produjo una crisis de orden público debido los violentos saqueos que se produjeron de forma generalizada debido a la falta de alimentos y servicios públicos. Durante varios días estuvo vigente la ley marcial, el uso de la fuerza contra el saqueo y la recomendación urgente de abandonar la ciudad.

El principal refugio de la ciudad, con unas 20.000 personas, tuvo que ser evacuado debido al deterioro de las condiciones de vida en su interior, ya que no disponía de aire acondicionado, electricidad ni agua potable. Finalmente, la gobernadora de Luisiana ordenó la evacuación de todos los residentes de Nueva Orleans.

En 2006 prácticamente no habían llegado la ayuda prometida ni el dinero recaudado en el Congreso; la mitad de la población aún no había podido regresar, pues infinidad de hogares estaban totalmente destruidos por el agua y el viento. La reconstrucción prácticamente no se había iniciado y la total y segura reparación de los diques se postergó. La población había descendido a unas 200.000 personas, de las casi 500.000 con que contaba antes del huracán, y la criminalidad había aumentado proporcionalmente en relación con el nuevo número de habitantes.

La recuperación de la ciudad y de sus habitantes fue lenta, en 2010 el número de habitantes era de 343.000, aún lejos de los casi 500.000 que tenía antes del suceso. En 2012 se están finalizando las obras de nuevo dique y de otras infraestructuras de protección frente a nuevas inundaciones.

a) Identificad daños directos, daños indirectos y daños tardíos de esta catástrofe.

b) La ciudad está por debajo del nivel del lago y solamente la presencia de los diques la protege de la inundación. La inundación, por tanto, era el principal riesgo de esta ciudad. ¿Qué medidas de prevención frente a este riesgo creéis que se podrían haber adoptado? ¿Las medidas de protección pueden anular riesgos de este tipo?

c) El refugio que habilitaron en los primeros días tuvo que ser evacuado porque no reunía unas condiciones mínimas para acoger a las víctimas. ¿Creéis que se podía haber evitado? ¿Creéis que hubo un problema de planificación?

d) Explicad si el confinamiento de la población hubiera tenido sentido en esta situación.

e) Plantead cuáles son las medidas de intervención que consideráis que hubieran sido eficaces en esta situación.

f) ¿Creéis que una catástrofe de esta magnitud se podría haber evitado o que podría haber causado menos daños si se hubiera elaborado previamente un plan de emergencias y se hubieran seguido, en todas las fases, las indicaciones establecidas en él?

Actividad 3.2. **La simultaneidad de desastres**

No es extraño que dos desastres se solapen en el tiempo. Lo más habitual es que se produzca un desastre natural en una zona con pocos recursos seguido de brotes epidémicos. Pero en ocasiones ocurre al revés. En parejas o en pequeños grupos, leed el siguiente artículo y contestad a las preguntas que hay a continuación.

La India ha comenzado a evacuar este martes a más de 10.000 personas de las zonas de riesgo ante la llegada de un ciclón en los estados de Maharashtra y Guyarat, al oeste del país, el primero en amenazar la ciudad de Bombay en los últimos 70 años.

Las autoridades de la ciudad, que actualmente se encuentra inmersa en la lucha contra la pandemia de COVID-19, han decidido evacuar a unos 150 pacientes de coronavirus desde un hospital construido recientemente para combatir el virus.

El ministro principal del estado indio de Maharashtra, del que es capital Bombay, ha indicado que aquellas personas que residen en «casas endebles» en la zona costera han sido trasladadas al interior antes de que el ciclón pueda tocar tierra este miércoles en la ciudad de Bombay, la más poblada del país y al mismo tiempo la más afectada por el coronavirus. «Los habitantes de barrios marginales en áreas de poca altitud han sido evacuados», ha afirmado el mandatario.

Cerca de 30.000 de personas han sido también evacuadas desde otros distritos costeros y se han preparado más de 80 refugios.

Las autoridades además trabajan en el fortalecimiento de la infraestructura de uno de sus principales centros de atención para la pandemia, además de revisar su tendido eléctrico y otros servicios, para evitar incidentes durante la tormenta.

Los desastres climáticos suponen un nuevo reto para la India en su lucha contra la propagación de la enfermedad, complicando la implementación de las medidas de distanciamiento al mismo tiempo que requiere la evacuación de amplias zonas.

El ciclón se suma a la crisis del coronavirus en la India, que está afectando particularmente a Maharashtra, el Estado más golpeado por la COVID-19, con alrededor de 70.000 casos confirmados y más de 2.300 muertes, de los casi 200.000 infectados y 5.598 muertos totales en este país, de 1.300 millones de habitantes.

Fuente: RTVE/EUROPA PRESS, 02/06/2020.

a) Identificad los riesgos para la población en la zona de Maharashtra en el momento en que se ha escrito el artículo.

b) Identificad medidas preventivas y de protección para ambos riesgos y señalad las que resultan complicadas de aplicar a la vez. Discutid posibles soluciones.

c) ¿En qué zonas se ha decretado la evacuación? ¿Qué se ha tenido en cuenta para hacerlo?

d) Una situación como la que se presenta en este artículo difícilmente se puede prever durante la elaboración de un plan de emergencias. A pesar de ello, ¿creéis que resulta útil disponer de un plan emergencias bien elaborado e implementado?

4

Unidad didáctica

Las fases de implantación y activación de un PE

Contenidos

- La implantación de un PE.
- Evaluación y mantenimiento de un PE.
- La activación de un PE.

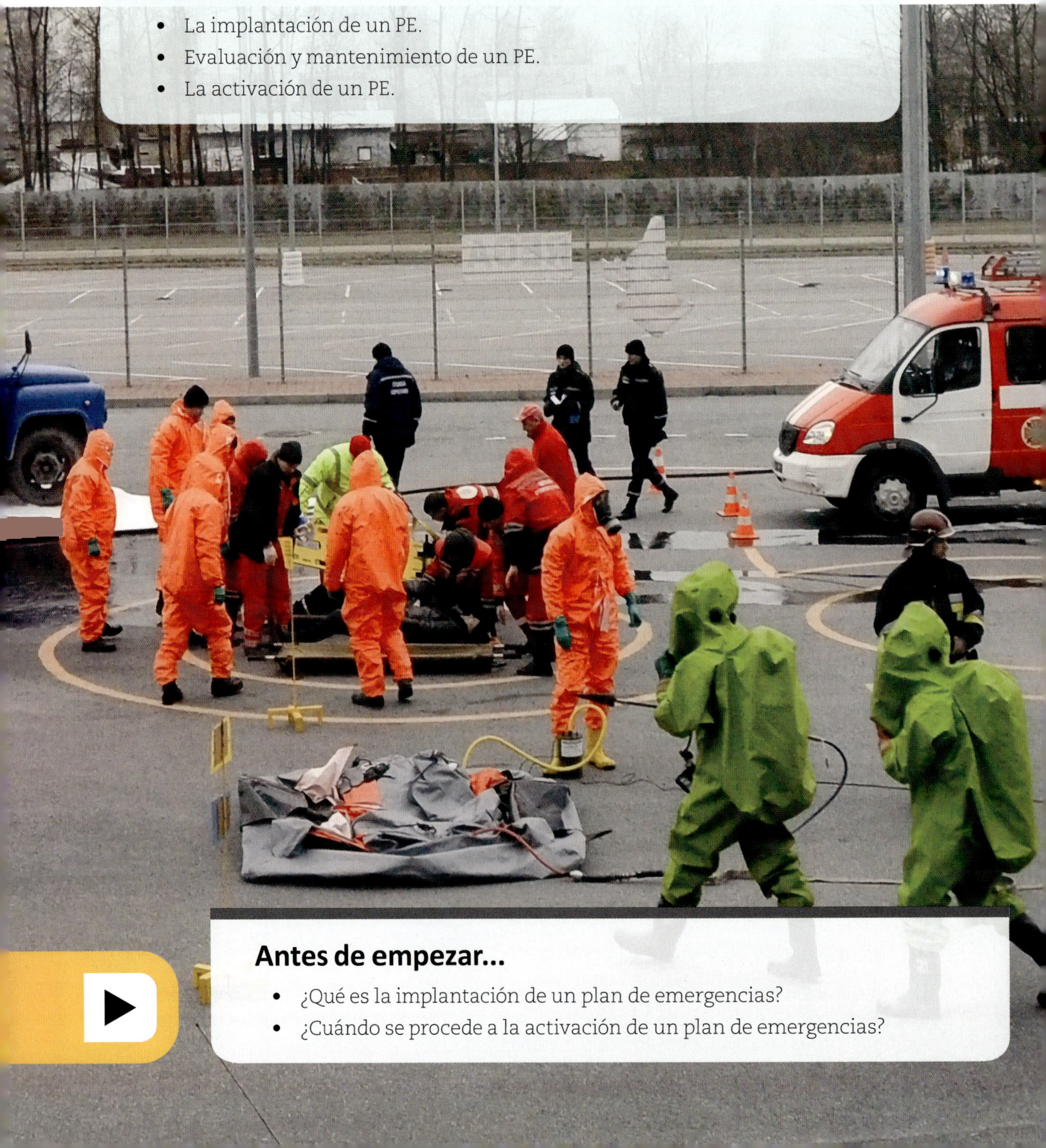

Antes de empezar...

- ¿Qué es la implantación de un plan de emergencias?
- ¿Cuándo se procede a la activación de un plan de emergencias?

4.1. La implantación de un PE

Podríamos pensar que una vez estudiados los riesgos y los recursos, planificadas las distintas medidas y dispuesto el organigrama, el plan de emergencias (PE) ya está completo. Pero no es así, falta una fase esencial: la *implantación*.

> La **implantación** es la preparación necesaria para que el plan pase a estar operativo.

La implantación de un plan comporta que:

- Cada grupo actuante elabore su propio *plan de actuación* siguiendo las pautas generales que establece el plan.

- Se lleven a cabo las actuaciones necesarias para disponer de los *medios y recursos* que contempla el plan.

- Los distintos grupos reciban la *formación* necesaria para poner en práctica las medidas previstas en el plan.

- Se ejecute un *programa de ejercicios y simulacros.* Este programa se lleva a cabo como última fase del proceso de implantación, por lo que se refiere a los grupos de acción.

- Se realicen campañas de *información y divulgación* dirigidas a la ciudadanía, para conseguir una respuesta adecuada a las diferentes situaciones.

4.1.1. Planes de actuación

El plan de emergencia establece las medidas de forma general y los objetivos que se pretende conseguir con ellas, pero no detalla cómo debe actuar cada uno de los grupos que van a participar en su aplicación.

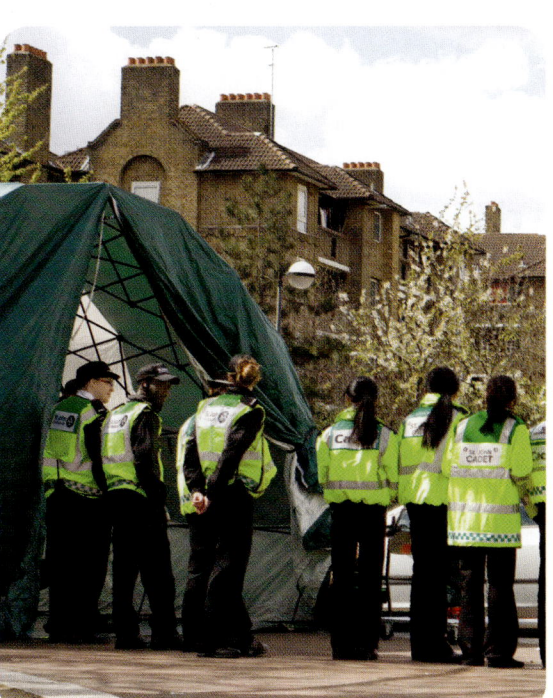

Las personas responsables de cada grupo de acción deben estudiar el contenido del plan, en cuya elaboración han participado, y concretar los protocolos y organización más adecuados para su grupo, así como las necesidades en cuanto a recursos humanos y materiales.

Por ejemplo, en el caso del grupo sanitario, deberán planificar qué tipo de estructuras provisionales van a utilizar, qué personal y dotación debe haber en cada una de ellas, cómo van a organizar las norias de evacuación, qué protocolos van a aplicar en la atención sanitaria, cómo van a garantizar la continuidad asistencial, qué criterios se van a aplicar para asignar hospitales de destino a las ambulancias y cualquier otro aspecto necesario para que, llegado el momento, todo el dispositivo se pueda organizar rápidamente y funcione de forma eficiente.

Fig. 4.1.
Cada grupo debe elaborar su propio plan de actuación para desarrollar las medidas contempladas en el plan de emergencias.

4.1.2. Medios y recursos

El plan prevé los medios y recursos de que se podrá disponer en caso de emergencia. Algunos de ellos son medios y recursos que se pueden movilizar en caso necesario, pero otros deben estar disponibles para poder dar respuesta a la emergencia desde el primer momento.

Durante la implantación cada grupo revisa sus necesidades conforme al plan de actuación previsto, confirma si están incluidas en el catálogo de medios y recursos del plan, y solicita los medios y recursos que considera imprescindibles para que el plan se pueda aplicar y que, o bien no están incluidos en el catálogo o bien sí lo están pero en la realidad no se dispone de ellos.

También planifican las dotaciones de cada uno de los perfiles y ubicaciones previstos en el plan. Por ejemplo, el contenido de las mochilas de intervención o la dotación que debe haber en un centro sanitario avanzado, en los distintos tipos de ambulancia o en cualquier otra estructura.

El órgano directivo coordina todo el proceso y adopta las medidas necesarias para proveer de esos medios y recursos faltantes.

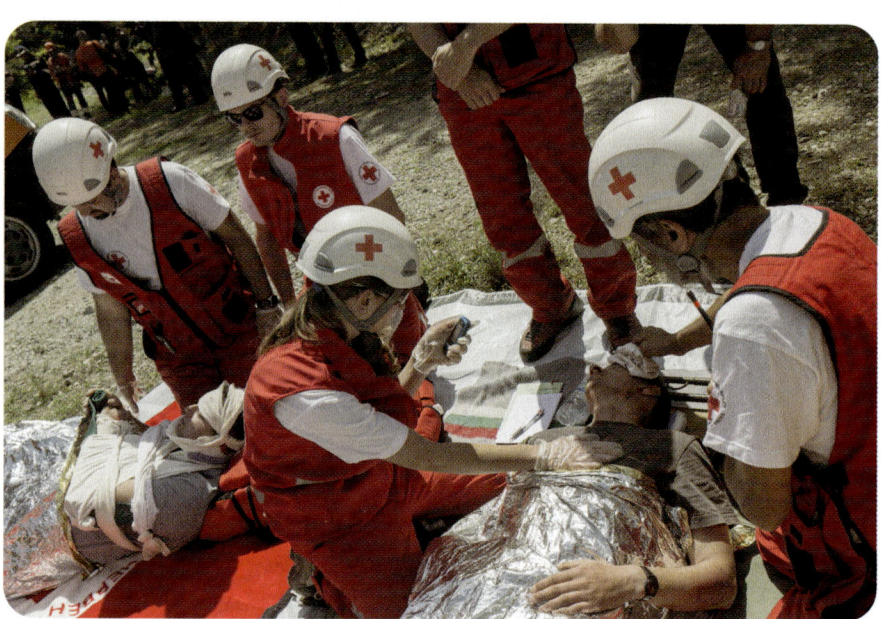

Fig. 4.2.
Cada grupo debe establecer qué medios y recursos necesitará para poner su plan de actuación en práctica.

4.1.3. Formación del personal

Cada grupo, una vez que ha establecido su plan de actuación, debe planificar las actividades de formación y entrenamiento que su personal necesitará para conocer el plan de emergencias y su plan de actuación y poder ejecutarlos siguiendo los protocolos correspondientes y con los recursos previstos.

En el caso del personal sanitario, por ejemplo, pensemos que prestar asistencia sobre el terreno con una mochila de primera intervención o en un puesto sanitario avanzado es muy distinto que hacerlo en sus puestos de trabajo habituales, en salas de urgencias de un hospital o en una ambulancia en servicios ordinarios. Tanto los procedimientos como los materiales serán distintos y, por tanto, será necesario formar al personal para que conozca los protocolos que deberá aplicar y los materiales de que dispondrá, llegado el caso.

4.1.4. Programa de ejercicios y simulacros

Llegados a este punto es necesario poner a prueba:

- Los planes de actuación de cada grupo, mediante *ejercicios*.

- La coordinación entre distintos grupos para aplicar las medidas previstas en el plan de emergencias, mediante *simulacros*.

» Ejercicios

Los **ejercicios** consisten en la movilización parcial de recursos humanos y materiales, de forma simulada.

El responsable de cada grupo de actuación debe preparar un ejercicio en el cual los miembros del grupo emplean recursos que se movilizarían en caso de activación real.

Estos ejercicios son útiles para:

- Verificar si el plan de actuación del grupo está bien planificado.

- Completar la formación del personal, poniendo en práctica todo aquello que han aprendido de forma teórica. Además le permite familiarizarse con situaciones con que se podrá encontrar en un entorno real.

Durante la realización de los ejercicios es muy importante detectar todo aquello que no ha funcionado como estaba previsto y escuchar las críticas y opiniones del personal que los ha realizado. Si es necesario, a partir de todo ello se plantean modificaciones del plan de actuación.

» Simulacros

Una vez que todos los grupos han elaborado su plan de actuación y lo han ejercitado llega el momento de integrar el trabajo de todos ellos y ver si el operativo al completo funciona, mediante la realización de un *simulacro*.

Un **simulacro** es una simulación de activación de un plan para comprobar su eficacia.

El simulacro plantea una situación de emergencia, para la cual se activa el dispositivo que debe responder a ella.

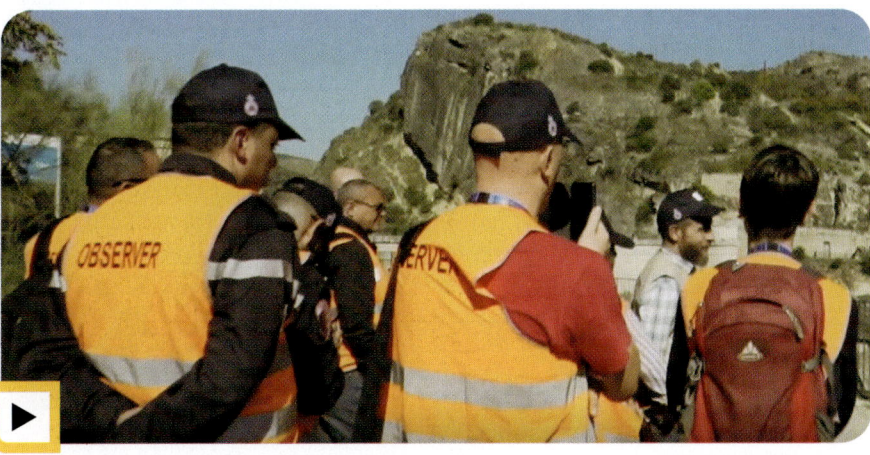

Fig. 4.3.
Protección Civil Europea dispone de un programa mediante el cual se ponen a prueba los organismos de protección civil de los distintos Estados europeos.

> ### Objetivos del simulacro

Mediante un simulacro se valora la eficacia de:

- La coordinación y la dirección del dispositivo.

- Los distintos operativos que intervienen. Se pueden detectar déficits en su formación o dificultades en la puesta en práctica.

- Las medidas de actuación previstas. Una vez ejecutadas se puede observar que no resultan tan eficaces o tan sencillas de aplicar como se preveía, o que generan problemas no previstos.

- La idoneidad de los medios y recursos movilizados. Se valora si la selección ha sido la más conveniente o si se debe modificar.

- El sistema de avisos a la población y la preparación y formación de la ciudadanía, si se ha incluido este aspecto en el simulacro.

> ### Preparación y realización del simulacro

La situación simulada se debe plantear de forma detallada, y debe incorporar todas las variables que puedan darse en una eventual aparición del suceso. La preparación no debe dejar margen para la improvisación, ya que la intención es testar las medidas planificadas.

La dirección del plan activa el simulacro el día y la hora señalados. A partir de ese momento, cada grupo actuará siguiendo los procedimientos que correspondan a la situación planteada. Cuando la dirección lo considere oportuno, se desactivará el plan y se dará por finalizado el simulacro.

Documento 4.1

Simulacro de emergencia en la central nuclear de Almaraz

La central nuclear de Almaraz (Cáceres) ha realizado hoy el preceptivo simulacro anual, conforme a los requerimientos establecidos en su Plan de Emergencia Interior, con la participación de la Organización de Respuesta ante Emergencias del Consejo de Seguridad Nuclear (CSN).

El CSN ha participado en dicho ejercicio, tanto desde la Sala de Emergencias (SALEM) como desde el Centro de Coordinación Operativa (CECOP) de Cáceres, realizando el seguimiento de la instalación y de las actuaciones del titular para la recuperación de las condiciones de seguridad y para la adopción de medidas de protección radiológica.

El ejercicio ha comenzado a las 09:46 horas con la declaración de emergencia en el emplazamiento debido a la intrusión de una persona en el doble vallado de la instalación a través del embalse de Arrocampo. Situación ante la cual el CSN ha recomendado al CECOP la activación y el establecimiento del control de accesos del Plan de Emergencia Nuclear de Cáceres (PENCA).

Fuente: CSN, 26/09/2019.

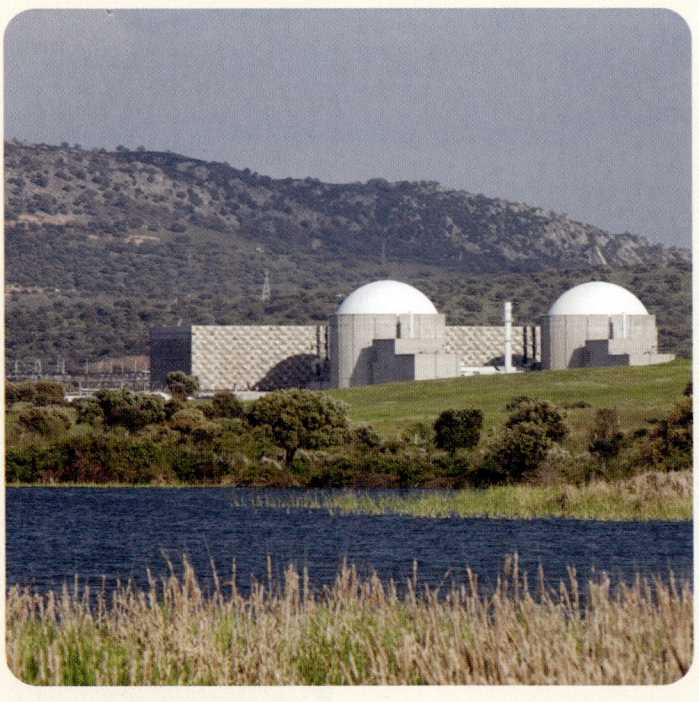

> Valoración del simulacro

La forma en que se valorará el simulacro se debe planificar previamente y suele incluir:

- **Reuniones y entrevistas**. El personal pone en común las dificultades, los problemas inesperados, los aspectos que han funcionado mejor de lo esperado, etc. A partir de esas experiencias se puede plantear en qué ámbitos es conveniente mejorar la formación de los equipos, modificar planes de actuación o incluso modificar el propio plan de emergencias.

- **Indicadores de calidad**. Son parámetros cuantificables para valorar el nivel de calidad, como el tiempo de respuesta o las asistencias prestadas. Los indicadores pueden ser muchos y el plan detalla cuáles se deben aplicar. En la planificación del simulacro hay que prever qué parámetros se van a obtener al acabar, ya que durante el simulacro se deberán registrar todos los datos que luego se necesitarán para hacer los cálculos.

Los resultados de la valoración pueden comportar modificaciones en algunas partes del plan, que se incluirán inmediatamente o en la siguiente actualización del plan.

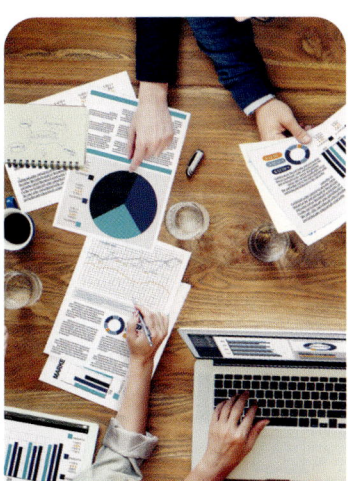

Fig. 4.4.
El objetivo de la valoración es determinar si el simulacro del plan de emergencias ha proporcionado los resultados esperados y, si es necesario, plantear mejoras.

4.1.5. Campañas de información y divulgación

La importancia de las campañas de información y divulgación depende de las características del plan de emergencias:

En el caso de planes que incluyan riesgos de desastres que se pueden prever con horas o días de antelación (como un tsunami, una gran tormenta o grandes nevadas), la información a la población cobra una importancia vital porque activa medidas de protección y autoprotección, que suelen evitar muchas víctimas.

En el caso de desastres no previsibles, la información en los primeros momentos es menos vital, aunque sigue siendo importante proporcionar información básica a la población sobre qué está sucediendo y qué puede hacer para evitar riesgos u obtener ayuda.

Actividades

1. ¿Qué es la implantación de un plan de emergencias? ¿Qué deben hacer durante esta fase los distintos equipos actuantes?

2. ¿Qué funciones cumplen los ejercicios? ¿Y los simulacros?

3. ¿Qué puede suceder si cuando se elabora un plan de emergencia no se realiza ningún simulacro?

4. Durante un simulacro se han producido algunos errores y además algunas medidas no han proporcionado los resultados esperados. Valora cómo afectarán las siguientes actitudes durante la reunión posterior al plan:

   a) El responsable de un equipo que ha llegado tarde al lugar porque cuando iban a salir se han encontrado que el vehículo que debían usar no tenía combustible oculta este hecho y atribuye el retraso al tránsito.

   b) Un profesional que no había recibido formación previa atribuye un error en la aplicación del protocolo a que otra persona no le ha transmitido correctamente la información durante el simulacro.

4.2. Evaluación y mantenimiento de un PE

Durante todo el proceso de elaboración del plan se va haciendo una evaluación continuada, de forma que cuando se detecta algún aspecto mejorable o que requiere actualización se vuelve atrás y se modifica antes de proseguir. Al terminar la fase de implantación se hace una *evaluación* más formal, mediante indicadores.

Una vez completada la evaluación y realizados los ajustes que corresponda, el plan está listo para poder ser activado. Pero esta condición tiene «caducidad», ya que es necesario mantener la formación del personal, realizar ejercicios y simulacros periódicamente, y considerar que con el tiempo puede haber cambios en los riesgos, en la cantidad o la calidad de los recursos, o incluso aparecer nuevas técnicas que puedan mejorar el plan. Para que el plan mantenga su eficacia es necesario que se le haga un *mantenimiento*.

4.2.1. La evaluación

La **evaluación** del plan establece su grado de efectividad.

Durante todo el proceso de elaboración del plan se trabaja desde una perspectiva de evaluación continua, revisando y valorando cada aspecto antes de pasar al siguiente.

Al acabar los simulacros y una vez completada la implantación se realizan evaluaciones más formales, debidamente planificadas en el propio plan, y que se basan en el estudio de *indicadores de calidad*.

❯❯ Indicadores de calidad

En este contexto, los **indicadores de calidad** son parámetros que se pueden medir y que se usan para valorar la efectividad de un plan de emergencias.

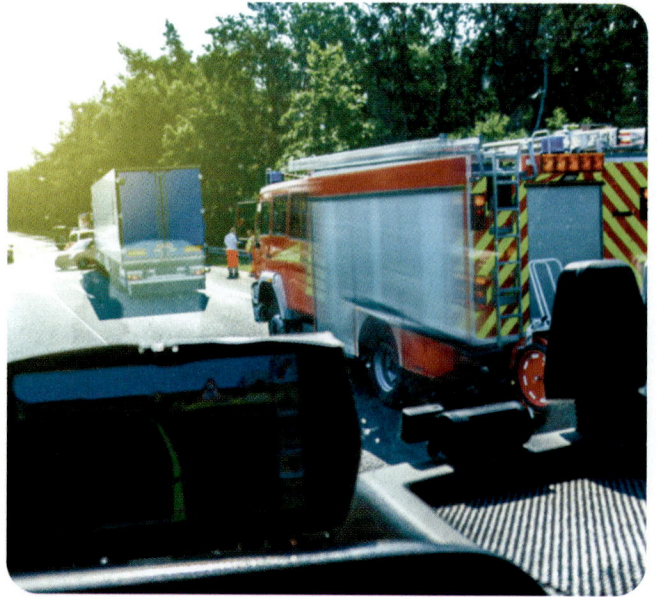

Algunos ejemplos de indicadores en el ámbito sanitario son:

- **Tiempo de respuesta**. Es tiempo el que transcurre entre el momento en que se declara la alarma y aquel en el que los equipos están sobre el terreno y operativos.

- **Número de asistencias de los recursos móviles**. Mide la cantidad de asistencias sanitarias que un recurso móvil realiza en un periodo de tiempo determinado.

- **Traslados al hospital**. Es el porcentaje de las asistencias sanitarias que acaban con un traslado al hospital.

Fig. 4.5.
El tiempo de respuesta es un indicador.

- **Mortalidad *in situ***. Es el porcentaje de fallecimientos que se producen durante el proceso asistencial.

- **Emergencias inadecuadas**. Es el porcentaje de las asistencias realizadas que acaba con un traslado al hospital que no era necesario.

- **Emergencias no detectadas**. Es el porcentaje de las asistencias realizadas en que no se realiza un traslado a pesar de ser necesario.

Para la evaluación del plan de forma global también se aplican otros parámetros no sanitarios como, por ejemplo, los que valoran la eficiencia de las intervenciones que se han realizado para combatir el suceso catastrófico (descenso del nivel de agua, de la contaminación, de la rapidez de expansión del fuego, etc.).

> Utilidad de los indicadores

Los indicadores de calidad proporcionan datos numéricos, lo cual permite:

- **Obtener una valoración objetiva**. La evaluación no concluye, por ejemplo, que el tiempo de respuesta ha sido «adecuado» sino que da un resultado numérico, como «16' 40"».

- **Comparar distintas opciones**. Obtener datos numéricos hace posible comparar medidas para establecer cuál de ellas proporciona mejores resultados. Por ejemplo, se pueden probar dos formas distintas de transmitir la activación del plan a los distintos equipos y ver con cuál de ellas se consigue un tiempo de respuesta menor.

- **Valorar ejercicios y simulacros** de forma objetiva. Esto permite además comparar los resultados entre los realizados por distintos grupos o en distintos momentos.

- **Plantear objetivos de mejora**. La cuantificación de los resultados permite que también se puedan cuantificar los objetivos. Por ejemplo, se pueden plantear como objetivos la reducción de las emergencias inadecuadas en un 1% o la del tiempo de respuesta a 15 minutos.

> La definición y selección de indicadores

El plan de emergencias prevé cuáles serán los indicadores que se van a usar para su evaluación y define con exactitud cada uno de ellos detallando a qué se refiere y cómo y en qué unidades se mide.

La información que incluye el plan sobre cada parámetro ha de permitir que cada vez que se realice la medición de ese parámetro se haga exactamente igual y en las mismas condiciones, de forma que los resultados sean equiparables.

Cuando se llevan a cabo ejercicios y simulacros, en su planificación se debe determinar qué indicadores del plan se podrán medir durante la valoración y también establecer los sistemas de reporte y gestión de datos que se usarán para disponer de la información necesaria para calcularlos.

> **La previsión de los datos que se necesitarán**

La planificación es imprescindible para que, en el momento de proceder a la evaluación mediante indicadores, los datos necesarios para calcularlos estén disponibles y resulten manejables.

Por ejemplo, no se podrá calcular el tiempo de respuesta si no se ha previsto que cada equipo registre el momento exacto de su llegada al lugar que tenga asignado o no se podrán calcular las emergencias inadecuadas si no se establece un sistema que permita valorar la idoneidad de los traslados realizados. Lógicamente, si los distintos equipos disponen de aplicaciones en las que introducir en cada momento la información necesaria, la posibilidad de descuidos por parte de estos se reduce y la gestión posterior de la información se simplifica enormemente.

4.2.2. Mantenimiento

Una vez completada la implantación y superada la evaluación, el plan de emergencias está preparado para ser activado en el momento en que se necesite. Pero para que esta condición se mantenga en el tiempo es necesario realizar un *mantenimiento* del plan.

> El **mantenimiento** del plan incluye las acciones necesarias para que el plan se mantenga operativo.

Para garantizar que el plan resultará efectivo en el momento en que sea necesario activarlo es preciso que:

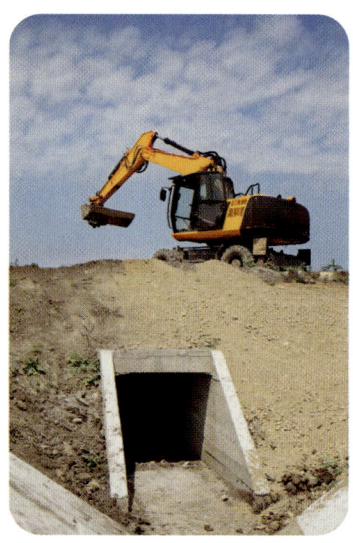

Fig. 4.6.
Una vez completado el plan pueden producirse cambios que lo hagan inadecuado a la nueva situación.

- Se revisen periódicamente los datos, información, medios y recursos disponibles, etc., y que, si es necesario, se actualicen. Si el plan contiene datos obsoletos, no cumplirá su función.

- Se efectúe formación continuada de todos los equipos que deberán participar en caso de activación, para que conozcan bien sus funciones y los protocolos que deberán seguir. Esta formación debe incluir ejercicios y simulacros.

- Se disponga de una cantidad suficiente de los materiales previstos: material sanitario, de rescate, hospitales de campaña, etc. Será necesario revisarlos periódicamente para comprobar su estado y garantizar que todo esté listo y en perfecto estado para su uso en el momento en que sea necesario.

El plan debe prever de forma detallada cómo se llevarán a cabo todas las operaciones de mantenimiento, tanto las que se refieren al propio plan como las que afecten a todo aquello que deberá estar preparado en caso de activación.

Actividades

5. Explica por qué es necesario evaluar un plan de emergencias usando indicadores.

6. Se realiza un simulacro dentro del plan de mantenimiento de un plan de emergencias y se observa que los valores de algunos indicadores son peores que los que se habían obtenido en un simulacro anterior, hecho dos años antes. Propón cinco posibles causas de este empeoramiento y plantea soluciones para cada una de ellas.

7. ¿Qué podría ocurrir si no se efectúa el mantenimiento de un plan de emergencias?

4.3. La activación de un PE

Ante una situación de emergencia o de riesgo elevado que lo justifique, el director o la directora del plan procede a su *activación*.

> La **activación del plan** es la puesta en marcha de medidas recogidas en el plan cuando se detecta un incremento del riesgo o cuando se produce la emergencia.

4.3.1. La gradualidad

Los planes de emergencias y las medidas que contienen se diseñan para que resulten útiles en cualquier emergencia derivada de los riesgos incluidos, desde emergencias que causan poca afectación hasta las potencialmente catastróficas.

En la UNIDAD DIDÁCTICA 3 hemos estudiado que en la planificación de cada medida se debe prever la gradualidad con que esta puede ser aplicada según sea la situación. Esto se debe a que la intensidad de la respuesta se debe ajustar a las características de cada emergencia. Esta condición de proporcionalidad es necesaria porque:

- Se deben utilizar los medios y recursos de forma eficiente.

- Se debe tener en cuenta que pueden producirse otras situaciones de emergencia que será necesario atender.

Pero realizar este ajuste entre necesidades y respuesta no es fácil y exige una rigurosa tarea de planificación. Los puntos clave para hacer esta planificación son:

- Se definen *situaciones* posibles. Ante una emergencia, se determina con cuál se ellas se corresponde.

- Se describe, para cada situación, cómo debe ser la respuesta. El *nivel de activación* del plan informa de la intensidad de respuesta que se requiere. Así, si un plan se activa en nivel 3 significa que la situación requiere una respuesta mucho más intensa que si se activa en nivel 1.

Para cada situación declarada y nivel de activación, el plan de emergencias establece una *operativa* o planificación detallada de los procedimientos que se deberán aplicar.

¡**Tenlo** *en cuenta!*

En este apartado estudiaremos estos tres componentes de la activación de un plan de emergencias.

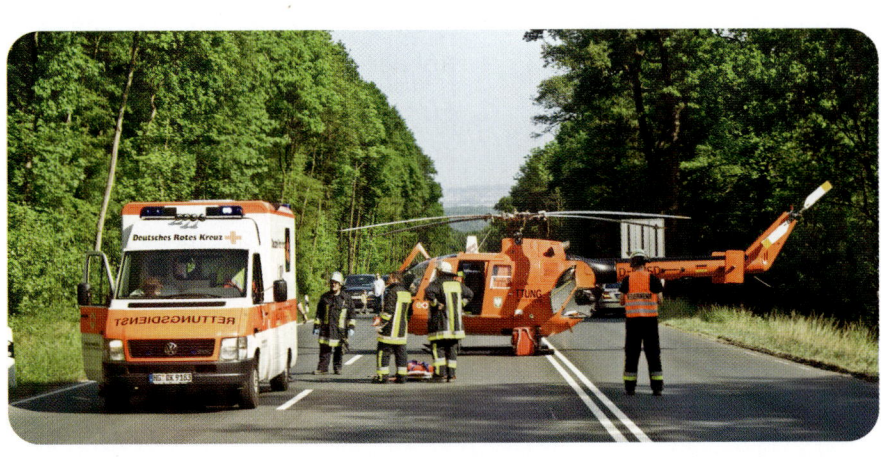

Fig. 4.7.
La gradualidad se aplica también en las emergencias ordinarias. Para cada emergencia se activan los recursos precisos y, si la situación empeora, se activan recursos adicionales.

4.3.2. Las situaciones

El primer paso cuando se detecta una emergencia es identificar la situación, para saber qué tipo de respuesta se deberá prestar.

La identificación de la situación se suele basar en:

- **Datos científicos**, como la intensidad de un terremoto o de un huracán o el potencial de un incendio forestal.

- **Observaciones del personal**. Los primeros equipos que llegan al lugar de la emergencia deben hacer una valoración del escenario y transmitir la información relevante que pueda ayudar para ajustar la respuesta a las necesidades.

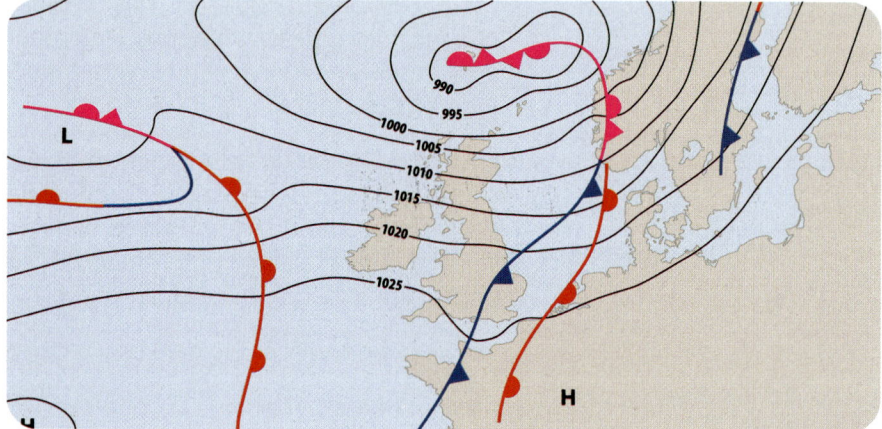

Fig. 4.8.
En el caso de algunos riesgos, su seguimiento es una herramienta esencial para establecer cuál es la situación y prever su evolución.

Otro aspecto que se debe tener en cuenta es que la definición de la situación debe estar estandarizada, para que todos los equipos implicados comprendan el significado y sepan cómo responder. En los planes de emergencia se prevén cuatro situaciones, numeradas del 0 al 3:

- **Situación 0**. La emergencia se puede controlar con los medios y recursos propios de la zona.

- **Situación 1**. La emergencia está localizada, pero para su control se necesitan medios y recursos ajenos a la zona. En nuestro país se suelen clasificar como situación 1 las que se pueden atender con medios propios de la comunidad autónoma.

- **Situación 2**. La emergencia, por su gravedad, extensión o naturaleza, requiere más medios y recursos ajenos a la zona que en el caso anterior. En nuestro país se suelen clasificar como situación 2 las que ocurren dentro de una comunidad autónoma, pero que para su control necesitan la colaboración de otras comunidades autónomas.

- **Situación 3**. Este nivel se reserva para las emergencias en las que está presente el interés nacional. Según la Norma Básica de Protección Civil son emergencias de este tipo:

  - Las que afecten a varias comunidades autónomas.

  - Las que por sus dimensiones efectivas o previsibles requieran una dirección nacional de las administraciones públicas implicadas.

  - Las que requieran la declaración de los estados de alarma o sitio previstos en la Ley Orgánica 4/1981, que hemos estudiado en la UNIDAD DIDÁCTICA 1.

4.3.3. Los niveles de activación

Teniendo en cuenta la situación declarada se produce la activación a uno u otro nivel. Cada plan prevé cómo hacerlo y también prevé las medidas y actuaciones que se han de llevar a cabo una vez fijado el nivel.

Es necesario diferenciar entre los dos tipos básicos de planes: los *territoriales* y los *especiales*. El sistema, de forma general, sigue las mismas pautas, pero en el caso de los especiales es frecuente reflejar el nivel de activación mediante colores, de forma que la población pueda comprender de forma más intuitiva el nivel de riesgo.

» Planes territoriales

Son planes que se refieren a los distintos riesgos identificados en un territorio, por lo que es difícil hacer una activación basada en la cuantificación de cada uno de ellos. En este caso de forma general se definen tres *niveles de activación*, numerados del 1 al 3.

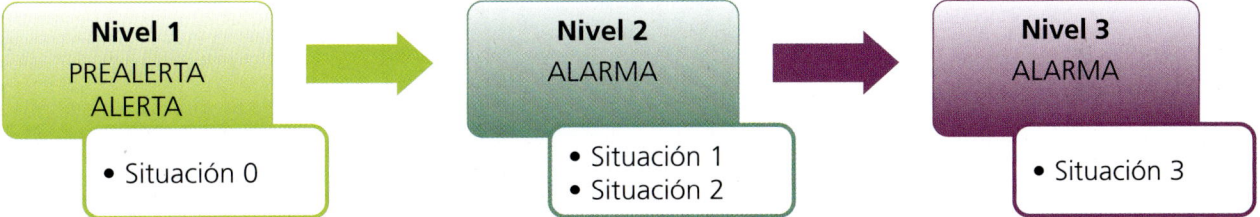

› Nivel 1 de activación: prealerta

Ante un aumento del riesgo o de la posibilidad de que este se produzca se puede activar el plan de emergencias en nivel de prealerta, que corresponde a una situación 0.

Con este nivel activado se llevan a cabo tareas de prevención y protección y se mantiene un seguimiento especialmente riguroso del riesgo, para detectar rápidamente cualquier agravamiento de la situación o la inminencia de una emergencia.

El plan detalla las condiciones que se deben dar para que el plan se active a este nivel, y concreta la forma de realizar el seguimiento, que depende del tipo de riesgo.

› Nivel 1 de activación: alerta

Se detecta un incremento notable de un riesgo o su presencia y se activa el plan en fase de alerta.

En esta fase se mantiene la vigilancia sobre la evolución del riesgo y se advierte a todos los equipos de emergencias para que estén preparados porque es posible la activación en un nivel más alto en cualquier momento. Dependiendo del tipo de riesgo, en esta fase se pueden iniciar acciones para reducirlo o anularlo.

Otra posibilidad para una activación de nivel 1 es que se haya producido previamente una activación de nivel superior y que las intervenciones hayan conseguido controlar la emergencia. Antes de desactivar el plan, este se puede mantener unos días o unas horas en nivel 1 para mantener la vigilancia y la disposición de los equipos por si hay un agravamiento que requiera volver a subir el nivel de activación.

Nivel 2 de activación: alarma

Cuando se produce la emergencia el plan se activa en nivel 2 o de alarma. Para los sucesos inesperados el plan se activa siempre en este nivel.

Corresponde a las situaciones 1 y 2, en las que los medios propios de la zona no son suficientes y es necesario activar medios ajenos. Algunos planes recogen dos categorías dentro del nivel 2:

- **Nivel 2 local**. Corresponde a una situación 1 y se puede controlar con medios de la propia comunidad autónoma.

- **Nivel 2**. Corresponde a una situación 2 y requiere la colaboración de otras comunidades autónomas.

La alarma se debe declarar para que los distintos equipos y la población conozcan la situación y puedan adoptar las medidas necesarias. Cuando el riesgo lo permite, se pueden usar señales acústicas o visuales.

Una vez declarada la alarma, la población aplica medidas de autoprotección y los equipos incluidos en el plan de emergencias quedan activados e inician sus labores de protección y de intervención en la zona.

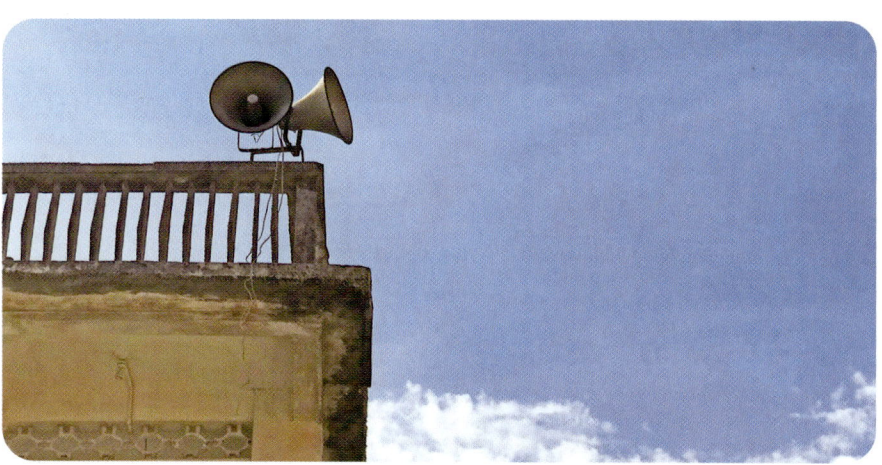

Fig. 4.9.
Si la población dispone de un sistema de megafonía, este se puede usar para transmitir la alarma.

Evidentemente, el plan debe incluir la forma en que todas estas acciones se llevarán a cabo, especialmente:

- Qué se tendrá en cuenta para declarar la alarma, es decir, se detallará qué valores de los parámetros en observación o qué sucesos serán los que harán que se declare la alarma.

- Quién declarará la alarma y qué procedimientos seguirá para hacerlo.

- Qué deben hacer los equipos de protección e intervención a partir del momento en que se declare la alarma.

- Cómo se determinará y comunicará la finalización de la alarma.

Nivel 3 de activación: alarma

Cuando se declara una situación 3 corresponde un nivel de activación 3. Se mantienen la alerta y el estado de emergencia, pero debido a la gravedad, extensión o naturaleza del suceso se establece su condición de emergencia de interés nacional. En este caso habrá varios centros de mando, uno en cada comunidad afectada, que quedarán bajo la coordinación de la autoridad prevista.

>> Planes especiales

Los planes especiales se elaboran para riesgos concretos y detallan de forma mucho más estricta las condiciones de cada nivel de activación, ya que estas se basan en parámetros asociados al riesgo que miden agencias u organismos. Los distintos territorios disponen de planes especiales para los riesgos que tienen un nivel medio o alto en ellos. Así, en una zona en la que hay un volcán activo habrá un plan ante terremotos, o en una zona costera habrá un plan ante riesgos derivados del oleaje.

En todos estos riesgos el nivel de daños depende en gran parte de la respuesta de la población antes y durante el suceso. Si la población recibe información sobre la evolución del suceso y sabe cómo protegerse, sus efectos se reducen notablemente.

Puesto que en todas las zonas hay varios de estos planes especiales es importante estandarizar la forma de comunicación para que la población entienda cuál es la situación y qué debe hacer de forma sencilla. Esto se consigue mediante códigos de colores.

> Los colores en los planes especiales

Los planes especiales establecen umbrales para los parámetros asociados al riesgo. Generalmente estos umbrales son tres, que determinan tres niveles de riesgo, que a su vez se corresponden con tres niveles de aviso a la población.

Valores normales	Nivel de aviso amarillo	Nivel de aviso naranja	Nivel de aviso rojo
	Umbral 1	Umbral 2	Umbral 3

Por ejemplo, la Agencia Estatal de Meteorología (AEMET) realiza el seguimiento de parámetros asociados a diversos riesgos, como son altas temperaturas, frío extremo, viento, lluvias intensas y nevadas. En el Plan Nacional de Predicción y Vigilancia de fenómenos meteorológicos adversos se establecen los criterios para establecer los umbrales para cada uno de ellos y cada comunidad los concreta atendiendo a las características de su territorio.

Si tomamos como ejemplo la Comunidad de Madrid, los valores umbral para los parámetros controlados por la AEMET son los que muestra la tabla siguiente:

COMUNIDAD DE MADRID		Temperaturas máximas			Temperaturas mínimas			Racha máxima			Precipitación 12 h			Precipitación 1 h			Nieve 24 h		
NOMBRE DE LA ZONA	PROVINCIA	amllo	nanja	rojo	amllo	nanja	rojo	amllo	nanja	rojo	amllo	nanja	rojo	amllo	nanja	rojo	amllo	nanja	rojo
Sierra de Madrid	Madrid	34	37	40	−6	−10	−14	80	100	140	40	80	120	15	30	60	5	20	40
Metropolitana y Henares	Madrid	36	39	42	−4	−8	−12	70	90	130	40	80	120	15	30	60	2	5	20
Sur, Vegas y Oeste	Madrid	36	39	42	−4	−8	−12	70	90	130	40	80	120	15	30	60	2	5	20

Esta forma de identificar la intensidad del riesgo actúa también como sistema de información a la población y como sistema de activación. Así, por ejemplo, si se declara un nivel de aviso rojo por temperaturas extremas en una zona:

- Los equipos de emergencias implicados se activan según lo que el plan prevea en ese nivel.

- Se activa la información a la población. El simple hecho de comunicar que hay una alerta roja hace que esta sea consciente de la potencial gravedad, aunque la información se debe completar con medidas concretas de protección que se puedan adoptar: no hacer ejercicio al aire libre en las horas de máxima insolación, beber agua frecuentemente, cubrirse la cabeza mientras se esté al sol, etc.

- Se pueden activar algunas medidas que obliguen a empresas o particulares, como la prohibición de hacer ciertos trabajos al aire libre durante las horas de más calor o, incluso, cerrar escuelas.

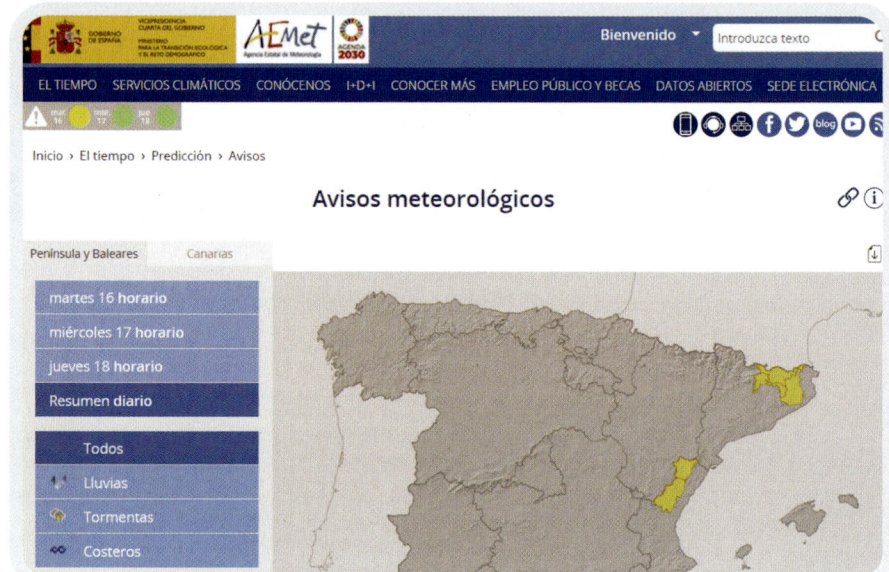

Fig. 4.10.
La Agencia Española de Meteorología (AEMET) utiliza el código de colores para informar sobre los avisos por distintos riesgos.

> Los semáforos de alerta

Una alternativa a la información mediante códigos de colores son los semáforos de alerta, pensados para mantener informada a la población en el caso de algunos riesgos previsibles. Según este código se diferencia entre los tres colores de un semáforo:

- **Semáforo verde**. No hay riesgo inminente. En esta fase la población es receptora de programas de sensibilización e información por medio de los colegios, asociaciones vecinales y organizaciones de voluntarios, con acciones educativas de autoprotección.

- **Semáforo amarillo o naranja**. El riesgo ha aumentado. La población se debe preparar ante una evolución desfavorable del fenómeno, y prestar atención a los mensajes oficiales de prevención y autoprotección que serán específicos para las zonas de riesgo.

- **Semáforo rojo**. El riesgo es muy alto. Se mantiene la situación de alerta pero el suceso puede producirse en cualquier momento. La población debe adoptar las medidas de autoprotección oportunas y estar atenta a los mensajes.

Este sistema es intuitivo y cualquiera, aunque no haya recibido información específica, puede deducir el nivel de riesgo a partir de los colores. En cualquier caso, la máxima eficacia se consigue cuando la población sabe qué debe hacer ante cada nivel de alarma, algo que depende del riesgo y del lugar.

Documento 4.2

Semáforo de riesgo volcánico en el Hierro

Las acciones recomendadas a la población del Hierro para cada nivel de riesgo son:

VERDE		• Infórmese sobre los planes de emergencia y de las medidas de autoprotección que puede tomar.
AMARILLO		• Escuche la radio o mire en la televisión los informes oficiales sobre la actividad volcánica y su evolución. Es conveniente tener una radio a pilas. • Tenga siempre en casa suficiente agua potable, botiquín de primeros auxilios, medicación habitual en caso de necesitarla, radio, pilas y linternas. Asegúrese de tener suficiente medicación para los miembros de la familia que la usen de forma habitual. • Utilice el 112 solo en caso de emergencia. • Para cualquier aclaración adicional llame al 012. • También estarán disponibles las páginas de internet del Gobierno de Canarias y de, en este caso, el Cabildo de El Hierro. • Asegúrese de tener en casa la documentación personal de toda la familia y de la vivienda organizada y agrupada para poder transportar lo más importante. • Conviene tener una maleta pequeña con un par de mudas, zapatos cómodos, cepillo de dientes y demás artículos de aseo personal, manta pequeña, toalla y móvil con su cargador.
ROJO	En caso de evacuación	• Mantenga la calma, evitando las situaciones de miedo y pánico. • Llame al 112 en caso de emergencia. • En caso de evacuación, las autoridades establecerán las vías de evacuación más adecuadas y el punto de reunión óptimo para la población. A través de los medios de comunicación le informarán de ello. En todo caso, es mejor conocerlas con antelación y conocer el plan de emergencias. • Las instituciones, edificaciones y escuelas deben tener en su plan de autoprotección las recomendaciones relativas al riesgo volcánico. • Antes de salir de la vivienda no olvide coger su maleta con sus enseres personales y, sobre todo, la medicación imprescindible y la documentación personal y de la vivienda. • Desconecte los servicios de electricidad, agua y gas. • Escuche en la radio los informes oficiales sobre la actividad volcánica. • Evite acercarse a las zonas consideradas de peligro, los gases pueden ser tóxicos, las cenizas son abrasivas, el viento puede arrastrar escorias calientes y en cualquier momento el volcán puede cambiar su comportamiento.
	Acciones que realizar en caso de un escenario de cenizas	• Cuando estén cayendo cenizas cierre las puertas, las ventanas y toda la ventilación de la casa para evitar que entren en la vivienda. • No permanezca en áreas descubiertas, evite que los niños salgan a jugar y evite los ejercicios. • Tome especial atención a personas con problemas respiratorios o de edad avanzada. • Evite salir y, si lo hace, para evitar problemas respiratorios utilice mascarillas para polvos, también puede utilizar toallas o pañuelos humedecidos con agua, y protéjase la vista con gafas de tipo nadador. Utilice camisas de manga larga, esto reducirá el contacto con la piel. • En caso de registrarse una abundante caída de cenizas, no conduzca vehículos para evitar accidentes por falta de visibilidad. Si es sorprendido por la lluvia de ceniza dentro del coche, permanezca en él con las ventanas cerradas. • Lávese los ojos, la nariz y la cara con suero fisiológico casero añadiendo una cucharadita de sal en un litro de agua hervida. • Mantenga tapados depósitos y cisternas de agua. • Evite que las cenizas entren en contacto con los alimentos. Lave bien las frutas y legumbres. No consuma alimentos al aire libre.

4.3.4. La operativa del plan

Para cada situación declarada y nivel de activación, el plan de emergencia establece una *operativa* o planificación detallada de los procedimientos que se deberán aplicar.

> La **operativa** del plan establece las actuaciones que cada órgano o grupo de intervención debe ejecutar, así como los medios y recursos que se deben movilizar en función de la situación declarada.

La operativa también establece las cadenas de transmisión de la información y toma de decisiones entre los diferentes órganos, así como los mecanismos de coordinación y las funciones de los diferentes agentes que participan en el plan. El funcionamiento básico de la operativa depende en gran parte del tipo de emergencia de que se trate, según esta sea *inesperada* o bien haya una *alerta previa*.

» Emergencia inesperada

Un atentado, un accidente ferroviario con mercancías peligrosas implicadas o un terremoto son situaciones de emergencia inesperadas, en las cuales el plan se activa directamente en nivel 2 (alarma).

A grandes rasgos, la operativa que sigue un plan en este tipo de emergencias está en la línea de la propuesta siguiente:

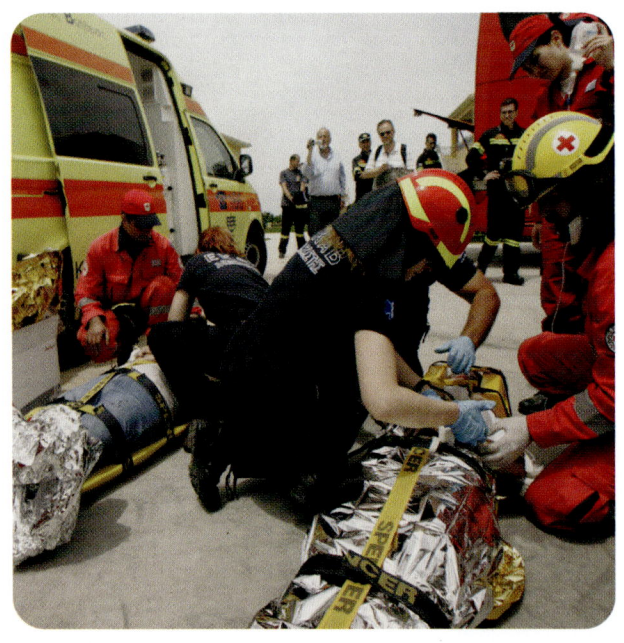

Fig. 4.11.
Los atentados terroristas, los accidentes ferroviarios o aéreos o los derrumbes de edificios son emergencias inesperadas.

1. El primer paso que puede conducir a la activación del plan es la notificación de la emergencia al número 112, ya sea por un aviso de la ciudadanía, las autoridades o cualquier otra instancia.

2. La notificación da lugar la activación de medios propios, que inician la asistencia y proporcionan información más detallada al centro coordinador 112. Si desde este centro se considera necesario, se solicita información a otras fuentes previstas en el plan.

3. Si la valoración del alcance y la gravedad del suceso lo requiere, desde el 112 se informa a Protección Civil y a las autoridades previstas en el plan. Si se dan las condiciones requeridas, el director o la directora del plan procede a la declaración de la situación de emergencia y determina el nivel de activación. Inmediatamente se organiza el CECOP.

4. Siguiendo los protocolos establecidos, se movilizan los recursos previstos en el nivel de activación declarado y se activan las acciones de comunicación a la población.

5. Se ponen en marcha los mecanismos de seguimiento del suceso que permitan al CECOP tener información completa y actualizada de su evolución. El plan prevé qué datos y parámetros se deben valorar y establece los criterios que debe aplicar el CECOP para modificar el nivel de activación inicial.

6. Los equipos operativos y de apoyo efectúan su labor siguiendo los protocolos establecidos y debidamente coordinados por el centro de mando.

7. El CECOP va recibiendo información y, si corresponde, establece cambios en el nivel de activación, lo que hace que los recursos movilizados se ajusten al nuevo nivel declarado.

8. Cuando la situación revierte, la dirección del plan notifica el comienzo de la fase de normalización y se llevan a cabo las acciones necesarias para conseguir la reposición de los servicios mínimos y la vuelta a la normalidad.

9. Finalmente, cuando la dirección del plan estima que están solventadas las causas que originaron el suceso y están planificadas las actuaciones para la vuelta a la normalidad, procede a la desactivación del plan.

>> Emergencia con alerta previa

Otras emergencias van precedidas de una fase de alerta, ya que se dispone de información que indica que el suceso va a ocurrir, o que tiene muchas probabilidades de ocurrir, en poco tiempo.

La operativa en este caso estaría en la línea de la siguiente:

Fig. 4.12.
La llegada de un huracán es previsible.

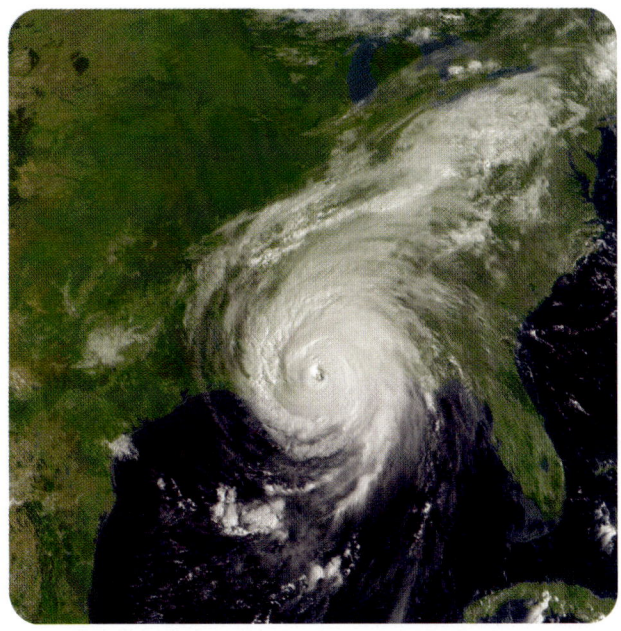

1. La agencia, instituto o comité previsto en el plan efectúa un seguimiento del riesgo. Cuando los parámetros alcanzan los umbrales previstos en el plan correspondiente, declara la alerta.

2. La población va recibiendo información sobre las medidas de protección, la actuación en caso de emergencia y el funcionamiento del plan. Es habitual usar semáforos de riesgo para hacerlo.

3. Se adoptan medidas de protección previstas en el plan y los equipos que deberán participar en caso de emergencia se preparan, con todo su personal localizable por si finalmente se declara la alarma.

4. Si el nivel de riesgo desciende, se vuelve a semáforo verde. Si sigue aumentando y se declara la emergencia, se activa el nivel 2 o 3 del plan y se movilizan los medios y recursos necesarios según el nivel de activación del plan declarado.

Una vez declarada la emergencia, la operativa sigue la misma pauta que en las emergencias sin alerta previa, aunque en este caso la respuesta puede ser más rápida porque durante la fase de alerta los grupos de intervención y apoyo se han podido preparar y estarán plenamente operativos desde el primer momento.

Actividades

8. Elabora una tabla como la siguiente y complétala:

Situación	Medios y recursos necesarios para resolverla	Nivel de activación a que corresponde
0	-----	-----
1	-----	-----
2	-----	-----
3	-----	-----

. . . .

Actividades (cont.)

9. Explica qué es una fase de prealerta y qué labores se desarrollan en ella.

10. Lee el siguiente artículo y contesta las preguntas que hay a continuación.

> ### Activan la alerta por el accidente de un camión que cargaba producto corrosivo en Montroig
>
> La Dirección General de Protección Civil de la Generalitat ha activado la mañana de este miércoles la fase de alerta del Plan de Emergencias Transcat por el accidente de un camión en la autopista AP-7 que cargaba un sólido corrosivo que podía liberar gases tóxicos.
>
> Según ha informado Protección Civil, el accidente ha tenido lugar sobre las 7:30 horas en el kilómetro 270 de la autopista y ha obligado a cortar preventivamente la vía en ambos sentidos.
>
> Finalmente, se ha producido un vertido de acrysol, un hidrocarburo líquido, pero no de los otros productos transportados, y a las 11:45 horas se mantiene cortado el carril rápido de la autopista para trasvasar el producto.
>
> Fuente: Europa Press, 06/06/2012.

    a) ¿Qué tipo de plan es el Transcat?

    b) ¿Qué significa que se declara la fase de alerta de un plan?

    c) Si se hubiera vertido el sólido corrosivo que podía liberar gases, ¿qué fase se hubiera declarado?

11. ¿Tras una fase de alerta siempre sigue una de alarma? Ejemplifica tu respuesta.

12. ¿Qué significa un semáforo rojo respecto a un riesgo? ¿Qué debe hacer la población en ese caso? ¿Qué características cumplen los riesgos susceptibles de cuantificarse mediante semáforo?

13. Localiza un plan de emergencias especial (si es posible, de tu comunidad autónoma) y explica qué incluye en relación con las alertas y alarmas.

14. Elabora un esquema con los pasos que sigue la operativa básica de un plan de emergencias.

. . . .

Ahora **practica**

Actividad 4.1. **Alerta por altas temperaturas**

En parejas o en pequeños grupos, leed el siguiente artículo y contestad a las preguntas que se plantean a continuación.

> ### Salud activa en Córdoba la alerta naranja de su plan de altas temperaturas, nivel en el que continúa Sevilla
>
> La Consejería de Salud y Bienestar Social ha informado este lunes de que ha activado en Córdoba la alerta naranja de su Plan Sanitario de Prevención contra las Altas Temperaturas, un nivel en el que permanece desde el pasado sábado Sevilla, tal y como ya informó Salud ese mismo día.
>
> La activación de un determinado nivel de alerta responde al análisis, realizado por la AEMET, de las previsiones de temperaturas para cada día y durante los cuatro días siguientes, notificando los datos a nivel provincial, de modo que puedan activarse los servicios y recursos sanitarios correspondientes oportunos en cada momento. Por este motivo, la previsión del descenso de temperaturas también puede conducir a la desactivación de un nivel concreto.
>
> El nivel naranja sanitario se activa cuando las previsiones de Meteorología indican que durante tres o cuatro días seguidos se podrían superar las temperaturas umbrales máximas y mínimas en una provincia concreta. Las temperaturas umbrales de la provincia de Sevilla son 40 de máxima y 22 de mínima, mientras que las de Córdoba son 41 de máxima y 22 de mínima. El resto de las provincias andaluzas están en el nivel verde o de riesgo 0.
>
> La activación de la alerta naranja en las provincias de Sevilla y Córdoba se traduce en el aumento de la información y la emisión de consejos sanitarios a la población de riesgo y sus cuidadores, y se mantendrán las medidas de control y seguimiento de estas personas por medio del servicio Salud Responde.
>
> Fuente: Europa Press, 25/06/2012.

a) ¿Qué medidas de protección proponen las autoridades a la población ante el nivel de alerta declarado?

b) ¿Qué medidas de protección aplican las autoridades en este nivel de alerta?

c) ¿Cómo se determinan la activación y desactivación de este plan?

d) ¿Qué se debe cumplir para que se declare el semáforo naranja o amarillo?

e) ¿El propio artículo es una medida preventiva?

f) Localizad el Plan Nacional de Predicción y Vigilancia de Fenómenos Meteorológicos Adversos y buscad en él los umbrales que determinan los distintos niveles de alerta en vuestra comunidad autónoma y, en concreto, en la zona en la que está vuestro instituto. Podéis encontrarlo en la página web de Protección Civil.

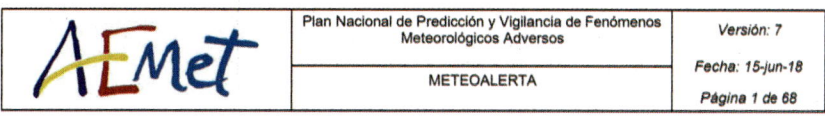

AEMet	Plan Nacional de Predicción y Vigilancia de Fenómenos Meteorológicos Adversos	Versión: 7
	METEOALERTA	Fecha: 15-jun-18
		Página 1 de 68

Actividad 4.2. **La comunicación en emergencias**

Organizad un juego de rol entre toda la clase para simular cómo actuar, comunicar y tomar decisiones ante diferentes casos de emergencia.

- Describid de forma detallada una emergencia: qué ha ocurrido, dónde, qué afectación ha causado, etc. Podéis hacerlo usando una emergencia real que conozcáis.

- Estableced la situación que se ha declarado y el nivel de activación que le corresponde.

- Distribuíos en grupos. Cada uno asumirá un rol: dirección, CECOP, puesto de mando avanzado, personal sanitario en un puesto sanitario avanzado, personal de transporte sanitario, personal sanitario en las urgencias de un hospital y aquellos otros grupos o equipos que os parezca interesante añadir.

- Discutid, dentro de cada grupo:

  - Cuáles serían las necesidades de información y material en el momento de la activación y cuáles deberían ser vuestras primeras actuaciones, en función del rol que os ha correspondido.

  - Valorad qué diferencias habría dependiendo del nivel de activación que se haya declarado.

  - Argumentad sobre la necesidad de disponer de protocolos.

- En el mismo grupo, pensad qué información se debería facilitar a la población y qué medios serían más adecuados para hacerlo.

- Para acabar, cada grupo presenta sus conclusiones a la clase.

5 Unidad didáctica

Los dispositivos de riesgos previsibles

Contenidos

- Los eventos multitudinarios.
- Los riesgos previsibles.
- Los dispositivos de riesgos previsibles.

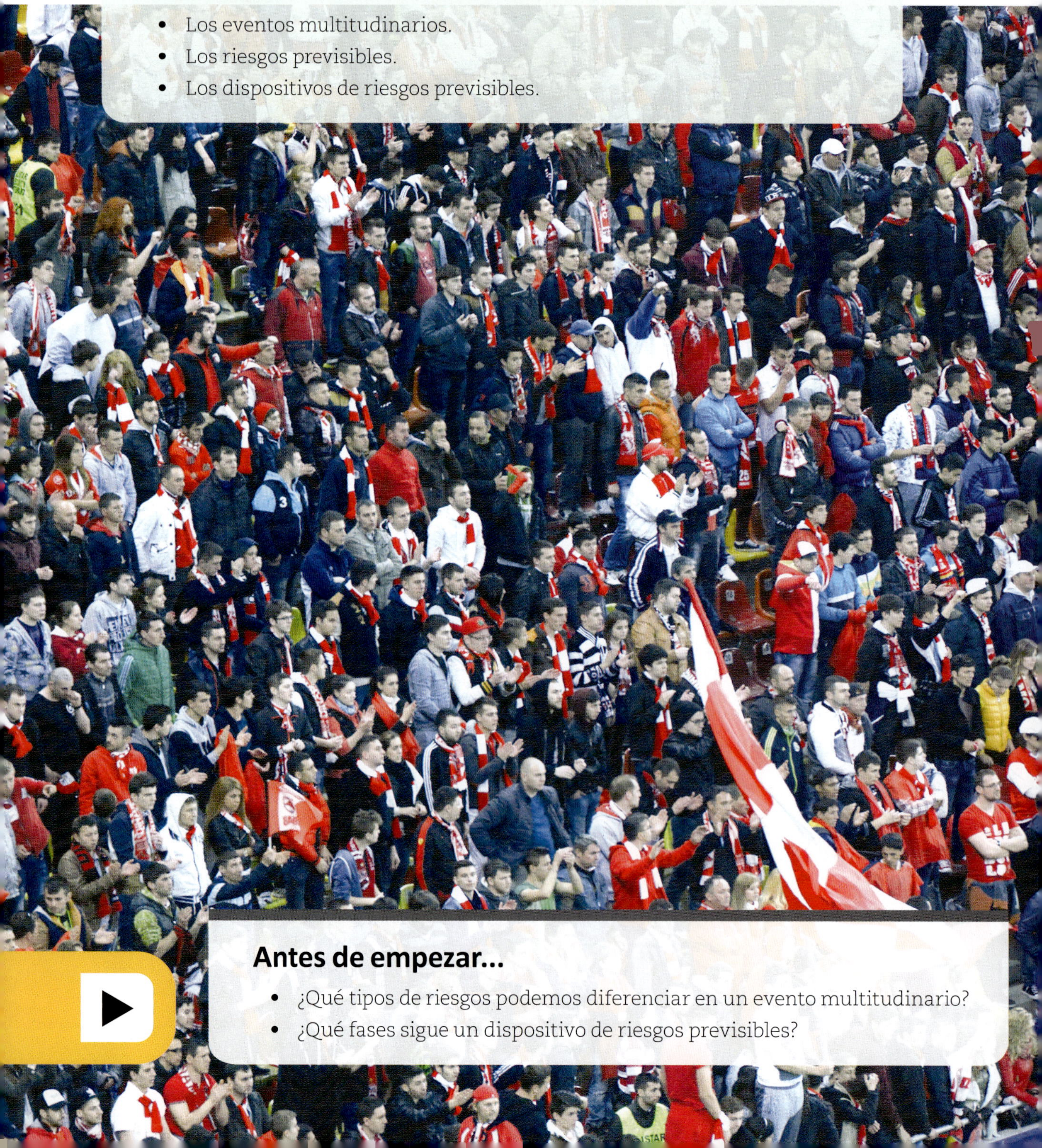

Antes de empezar...

- ¿Qué tipos de riesgos podemos diferenciar en un evento multitudinario?
- ¿Qué fases sigue un dispositivo de riesgos previsibles?

5.1. Los eventos multitudinarios

Son frecuentes los eventos en los que se concentra un gran número de personas: manifestaciones, conciertos multitudinarios, eventos deportivos, concentraciones religiosas, mítines políticos, etc. Estos eventos suponen un reto para la seguridad, ya que:

- En ocasiones se desarrollan en espacios habilitados especialmente para ese evento, en los que hay que prever la instalación de elementos como puestos sanitarios, aseos, aparcamientos, rutas de evacuación y en otras, en instalaciones fijas están disponibles e inspeccionados. A lo largo de esta unidad y de las siguientes veremos cómo se deben prever las necesidades y planificar la organización en estos casos.

- La acumulación de personas puede desencadenar situaciones de riesgo debido al comportamiento de *masa*.

- Es necesario garantizar la *seguridad* en distintos ámbitos, como puede ser ante delitos, ante accidentes, alimentaria o sanitaria, entre otras. Cada tipo de evento tendrá unos requisitos propios, que se deberán establecer previamente.

5.1.1. Las masas

Para comprender las necesidades de seguridad de los eventos multitudinarios hemos de conocer algunas de sus características distintivas. Una de las más destacadas es el hecho de que en ellos no hay simplemente un gran número de individuos reunidos, sino que constituyen lo que en sociología se denomina una *masa*.

> Una **masa** es una agrupación numerosa e indiferenciada de personas que tiene capacidad para alterar o influenciar la marcha de los acontecimientos.

Este no es un concepto solo cuantitativo sino también cualitativo y sumamente complejo, ya que la forma de obrar y reaccionar de las masas es distinta a la que tendrían las personas que las componen si formaran parte de un grupo pequeño.

Por ejemplo, en 1989 fallecieron 96 personas aplastadas contra las vallas del estadio de Hillsborough, en Inglaterra, a causa de una avalancha de gente que intentaba acceder a una zona del campo que ya estaba muy llena, hasta que la puerta de acceso fue abierta o derribada, según las versiones, y la multitud entró en tropel, lo que produjo la tragedia. Cada una de las personas que conformaban esa masa humana solo era consciente de lo que ocurría en su entorno más cercano y buscaba la forma de cumplir su deseo: acceder al campo para ver el partido. Pero todas juntas formaban una masa, que ocasionó unos efectos que nadie buscaba ni deseaba. (Doc. 5.1)

El comportamiento de las personas cuando forman parte de una masa es un factor esencial a tener en cuenta en la planificación de eventos multitudinarios, y la previsión para evitar situaciones que puedan provocar comportamientos en masa peligrosos será uno de los objetivos esenciales. Lógicamente, cuantas más personas haya en el evento, mayor es el riesgo de este tipo de comportamientos.

Documento 5.1

La tragedia de Hillsborough

Todo lo que podía ir mal aquel sábado de abril, fue rematadamente mal. La tribuna oeste de Hillsborough, conocida como Leppings Lane, cumplía todas las condiciones para convertirse en un matadero. Pequeña, seccionada por barras de hierro que obraban a modo de rediles, precedida por escasos y angostos pasillos, rematada por una valla que impedía el acceso de los hinchas al terreno de juego.

A las 14.45, un cuarto de hora antes de comenzar el partido, la parte central del fondo se encontraba atestada de gente. Pero los seguidores del Liverpool continuaban entrando hacia ese sector de la tribuna. Algunos aficionados comenzaron a manifestar sus quejas a los agentes de policía por los primeros síntomas de aglomeración. Pero lo peor estaba por venir. A David Duckenfield, el superintendente encargado de la seguridad, se le había designado en su puesto solo diecinueve días antes. No contaba con experiencia alguna para manejar esa situación.

El partido comenzó a las 15.00, pero las cámaras de la BBC dedicaban más atención a lo que sucedía en el fondo oeste que en el campo. Se hacía evidente la posibilidad de una catástrofe. Agolpados en el sector central de la tribuna, los seguidores del Liverpool pedían a los agentes que cerraran las puertas de acceso. Fuera del estadio, un número insuficiente de policías no conseguía detener a la marea humana que se dirigía desde el callejón de Lepping a las puertas de entrada del fondo oeste, atestadas de hinchas, unos con entradas, otros sin ellas. Dentro y fuera del estadio reinaba la confusión y el pánico.

En los dos primeros minutos del encuentro, el Nottingham lanzó dos saques de esquina. Algo terrible debía suceder: algunos espectadores saltaron las vallas y entraron en el campo. Querían detener el juego. «Ahí dentro está muriendo nuestra gente», le dijo un aficionado a Alan Hansen, capitán del Liverpool. Pero el juego continuó, mientras cerca de 2.000 hinchas pugnaban por acceder al fondo oeste.

Un policía solicitó al superintendente Duckenfield el permiso para abrir una de las puertas. Duckenfield, que luego aseguró que la puerta fue derribada por los hinchas, dio el permiso para abrirla. La gente entró en tropel, aplastando, derribando, asfixiando. La tragedia era irremediable.

Sin embargo, la policía se negó a abrir las portezuelas que daban acceso desde las vallas al terreno de juego. Se sentían más preocupados por impedir la invasión del terreno de juego que por aliviar el drama de la muchedumbre atrapada en el matadero.

El partido terminó en el minuto siete, instantes después de un tiro al palo de Peter Beardsley. En el otro fondo del campo, la tragedia se había consumado. Las cámaras de televisión recogían la espantosa escena de cientos de hinchas luchando con desesperación por sus vidas. Noventa y seis personas no lo consiguieron.

Se habló de la responsabilidad de los hoolingans, pero el desastre se consumó sobre todo por la incompetencia de la policía, por las deficientes condiciones del estadio, por el descontrol que presidió los acontecimientos de aquella tarde mortífera.

Extraído de La tragedia que cambió el fútbol, de Santiago Segurola

El País, 15/04/1999

5.1.2. La seguridad

La seguridad en los eventos multitudinarios va principalmente orientada a:

- Asegurar la seguridad frente a **delitos**: detectar la presencia de carteristas, evitar el uso de entradas falsas, evitar peleas o agresiones sexuales, etc. Habitualmente se ocupan de ello profesionales de empresas privadas de seguridad en el interior del recinto y los cuerpos de seguridad en el exterior.

- Asegurar el correcto funcionamiento de **accesos y salidas**, para evitar situaciones que puedan provocar reacciones peligrosas de las personas asistentes. Por ejemplo, un *overbooking* que provoque aglomeraciones en zonas no preparadas para ello, una situación de pánico que desencadene una avalancha o puertas de emergencia bloqueadas que impidan un desalojo.

- Asegurar la **asistencia sanitaria** que se pueda necesitar. Las necesidades dependerán de cada evento, pero en todos se debe planificar cómo atender las situaciones leves *in situ* y cómo proceder para la estabilización y evacuación de casos más graves.

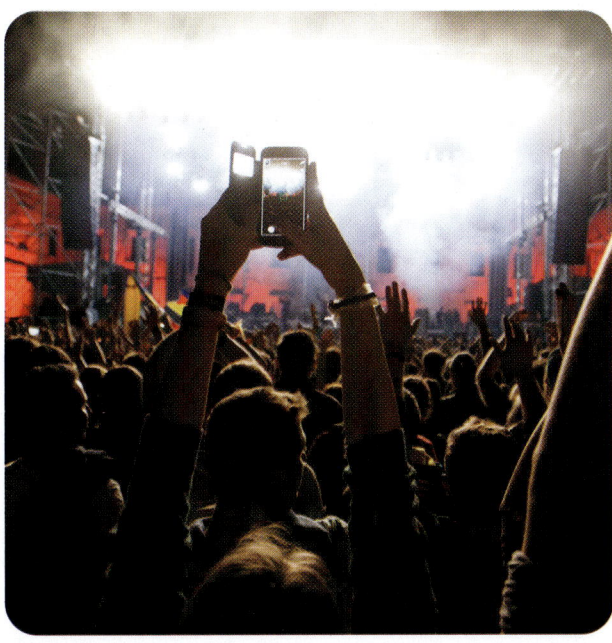

Dependiendo de las características del evento puede haber otras muchas necesidades de seguridad, como establecer un sistema para localizar menores perdidos en un evento infantil o disponer de personal especializado en salvamento si es un evento en el que hay actividad marítima.

Lógicamente, para dar respuesta a las distintas necesidades de seguridad de un evento multitudinario será necesario definir cuidadosamente cuáles son estas necesidades y planificar la mejor forma de responder a ellas. Para hacerlo será imprescindible desplegar un dispositivo interdisciplinario con una buena coordinación. En esta unidad y en las próximas explicaremos este tipo de dispositivos.

Fig. 5.1. Las necesidades de seguridad de un evento multitudinario y la forma de atenderlas dependen de las características del evento.

¡**Tenlo** *en cuenta!*

La seguridad sanitaria desde la perspectiva de salud pública, como es el caso de las inspecciones de cocinas o comedores o la intervención ante un riesgo de transmisión de una enfermedad infecciosa, no es función del personal que organiza un dispositivo de riesgos previsibles. De hecho, las autoridades pueden impedir la celebración de un evento, pedir una reducción del aforo o exigir el uso de elementos de protección si consideran que hay riesgos evidentes para la salud pública.

Actividades

1. Hemos citado el ejemplo de la tragedia de Hillsborough como muestra del comportamiento de las masas. Busca otros ejemplos similares sobre desastres en eventos multitudinarios.

2. ¿En qué ámbitos de la seguridad debe centrarse un dispositivo preparado para un evento multitudinario?

5.2. Los riesgos previsibles

Cada evento tiene unos riesgos concretos asociados. Por ejemplo, en una manifestación el mayor riesgo puede ser la posibilidad de enfrentamientos con un grupo que ha previsto una contramanifestación en la misma zona, mientras que en otra puede ser el calor, si el trayecto es largo y la previsión es de mucho sol y temperaturas elevadas.

> Un **riesgo previsible** en un evento es aquel que, atendiendo a las características del evento, tiene probabilidades de ocurrir.

Lógicamente, identificar cuáles son los riesgos previsibles de un determinado evento es el primer paso para diseñar el mejor dispositivo de seguridad para ese evento.

5.2.1. Tipos de riesgos previsibles

Podemos diferenciar entre riesgos *propios del evento*, riesgos *personales* y riesgos *colectivos*.

›› Riesgos previsibles propios del evento

> Los **riesgos previsibles propios del evento** son los que derivan de las características del evento.

La tabla siguiente muestra algunos ejemplos de riesgos propios:

Evento	Un riesgo propio del evento
Travesía a nado con bastantes participantes sin experiencia.	Participantes con dificultades que necesiten salvamento.
Concierto con entradas agotadas en un espacio con una cierta facilidad para que puedan producirse entradas incontroladas.	Avalanchas, *overbooking*, etc.
Comida popular en la que se ofrecerá vino sin limitaciones a las personas asistentes.	Accidentes de tráfico a la salida, causados por conductores bebidos.
Manifestación contra la cual se ha convocado una contramanifestación.	Peleas, agresiones.
Prueba de orientación en montaña con un recorrido complicado.	Participantes perdidos que necesiten rescate.

Para establecer los riesgos previsibles propios de un evento es necesario disponer de información completa sobre este. En la próxima unidad estudiaremos la información básica que se recopila para diseñar el dispositivo más adecuado.

› Valor del riesgo

Aparte de considerar los riesgos específicos de un evento es posible hacer una cuantificación general del riesgo, teniendo en cuenta algunas características del evento, como son:

- El aforo total esperado, es decir, la cantidad de personas que se prevé que acudan a un evento.

- El comportamiento esperado por parte de las personas asistentes, que dependerá del tipo de evento y del perfil de las personas que acudan a él.

- El lugar en el que se va a celebrar el evento y sus características.

- El tipo de evento.

Para cada parámetro se puede asignar un valor de 1 a 5, aplicando una escala que siga unas pautas similares a las siguientes:

Parámetro	Valor más bajo (1)	Valor más alto (5)
Aforo total esperado	< 1.000 personas	> 100.000 personas
Comportamiento esperado	Se esperan conductas absolutamente pacíficas.	Son previsibles las conductas violentas.
Lugar	Lugares adaptados y preparados para alojar al número de personas esperadas.	Lugares que no reúnen las condiciones óptimas para la cantidad de gente que se espera.
Características	Espacios cerrados y controlados.	Espacios abiertos.
Tipo de evento	Actos culturales que no exalten el ánimo.	Actos y festejos que impliquen emociones descontroladas.

Finalmente se suman los cinco valores y se obtiene un **valor de riesgo** que, en este caso estaría entre 5 (mínimo) y 25 (máximo).

>> Riesgos previsibles personales

Los **riesgos previsibles personales** de un evento son las lesiones o patologías que se pueden producir durante su desarrollo.

Para establecer estos riesgos se tienen en cuenta el tipo de evento y el lugar en que se desarrollará, y también el perfil de las personas que asistirán a él.

No esperaremos las mismas lesiones y patologías, por ejemplo, en los siguientes eventos:

Evento	Un riesgo personal propio del evento
Fiesta popular con petardos	Quemaduras
Fiesta de la cerveza	Intoxicaciones etílicas
Carrera popular	Lesiones musculares
Concierto en instalación con muchas escaleras	Caídas

Lógicamente, cuanto más completa es la información sobre el evento, mejor se puede hacer la previsión de riesgos personales. Así, por ejemplo, en una travesía a nado en invierno con previsión de temperaturas bajas, un riesgo personal previsible son las hipotermias, mientras que en la misma travesía en verano ese riesgo no se tendría en cuenta y quizás sí se consideraría el de posibles picaduras de medusa.

La información sobre los riesgos personales permitirá ajustar la dotación y los protocolos sanitarios a las necesidades del evento. Los grupos de lesiones y patologías más habituales en los grandes eventos son: *traumatismos*, *patologías cardiovasculares*, *patologías psiquiátricas* y *patologías gastrointestinales*.

> Traumatismos

Las heridas, esguinces, fracturas, golpes son lesiones muy comunes. Son más frecuentes en eventos deportivos, aunque también ocurren en cualquier otro tipo de evento, principalmente por caídas, pisotones o torceduras de tobillo.

Otro tipo de lesión traumática son las quemaduras. Se pueden producir quemaduras solares cuando el evento se desarrolla a pleno sol o quemaduras por fuego, cuando este elemento está presente en el desarrollo del evento.

> Patologías cardiovasculares

Las más habituales son las crisis hipertensivas, los síndromes coronarios agudos, las arritmias cardiacas y el *shock* hemodinámico, que estudiaremos en el módulo de ASISTENCIA SANITARIA ESPECIAL EN SITUACIONES DE EMERGENCIA.

Se puede prever el riesgo de que se produzcan este tipo de patologías en el caso de eventos en los que se hace un ejercicio físico duro o ante determinados perfiles de personas participantes.

Fig. 5.2.
Los traumatismos y las patologías cardiovasculares son riesgos previsibles personales en las carreras populares.

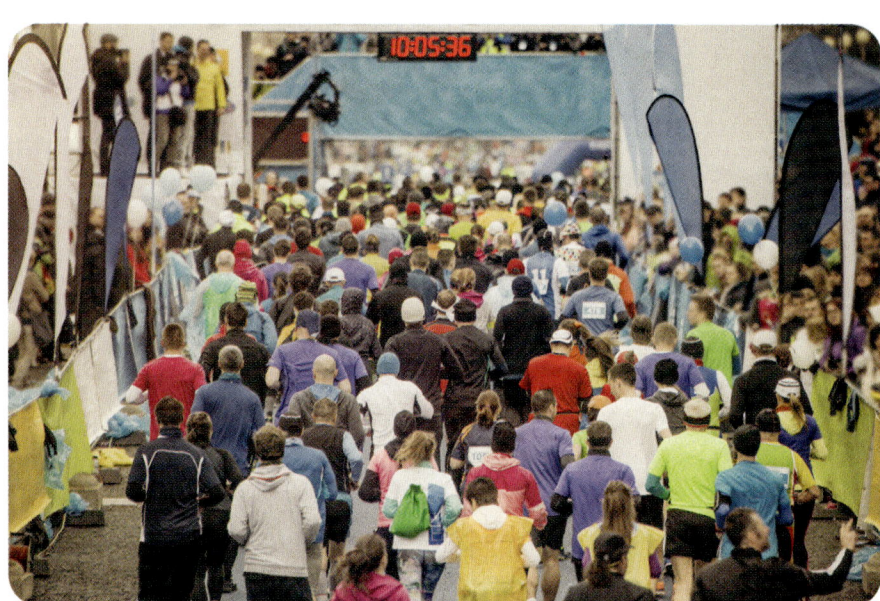

Documento 5.2

En estado grave un atleta tras sufrir un paro cardíaco en una maratón de Madrid

Un hombre de 37 años ha sido hospitalizado en estado muy grave este domingo después de sufrir una parada cardiorrespiratoria mientras participaba en la carrera solidaria Media Maratón Universitaria de Madrid, ha informado el servicio de Emergencias Madrid 112.

El atleta corría en cuesta por la calle Martín Fierro, de la Ciudad Universitaria, en torno a las 11:00 horas, cuando cayó al suelo desplomado.

Los médicos del Servicio de Asistencia Municipal de Urgencias-Protección Civil (Samur-PC), que estaban cerca porque realizaban servicio preventivo ante la celebración de la carrera, llegaron al lugar cuando ya algún testigo y otro corredor habían comenzado a hacer maniobras de reanimación cardiopulmonar.

Los sanitarios del SAMUR consiguieron revertir la parada cardíaca del atleta con descargas de desfibrilador y de inmediato lo trasladaron luego con pronóstico muy grave al cercano hospital de la Fundación Jiménez Díaz.

La Policía Municipal también acudió al lugar para facilitar la labor de los médicos de Emergencias.

Fuente: *Diariodemallorca.es*, 17/3/2019.

❯ Patologías psiquiátricas

Las patologías psiquiátricas más habituales son los brotes psicóticos o esquizofrénicos, que se suelen deber al consumo de drogas o alcohol y, por tanto, pueden ser un riesgo en los eventos en que se prevé un consumo de estas sustancias.

❯ Patologías gastrointestinales

La más habitual es la gastroenteritis aguda por intoxicación alimentaria. Por ejemplo, en comidas multitudinarias elaboradas en la calle, en paradas de comida temporales que no cumplen las normas higiénicas sanitarias, etc.

❯❯ Riesgos colectivos

> Los **riesgos previsibles colectivos** de un evento son los desastres naturales o accidentes que, sin estar vinculados al evento, pueden afectar a sus participantes.

Estos riesgos son difíciles de incluir en los dispositivos diseñados para atender eventos y, de hecho, quedan incluidos en los planes de emergencia de la zona. Sí es necesario valorar cómo se va a plantear y coordinar la respuesta en caso de que se produzca la activación de un plan de protección civil durante el desarrollo del evento.

En este apartado se incluyen los riesgos *naturales*, los riesgos *de accidentes* y los riesgos *NRBQ* (nuclear, radiológico, biológico y químico).

❯ Riesgos naturales

Incluyen los riesgos de que suceda cualquier tipo de desastre natural: terremoto, riada, desprendimiento de rocas, erupción volcánica, tornado, etc.

En algunos casos es difícil adoptar medidas preventivas específicas; en otros, en cambio, sí se puede hacer. Por ejemplo: no organizar un evento en el margen de un río si hay riesgo de crecidas, delimitar una zona en la que hay riesgo de desprendimientos para que la gente se acerque a ella, asegurar los elementos móviles si hay previsión de vientos fuertes, etc.

Para detectar estos riesgos se recurre a:

- **Mapas de peligrosidad y de riesgo**, especialmente cuando el evento se va a desarrollar en un espacio temporal, habilitado especialmente. Las características de estos mapas son las que hemos explicado en las unidades anteriores, destinadas a los planes de emergencias.

¡***Tenlo*** *en cuenta!*

Los mapas de riesgos muestran sobre un mapa el nivel de riesgo en las distintas zonas del territorio incluido en un plan de emergencias. Los mapas pueden referirse a un solo riesgo o a varios riesgos; en ambos casos detallan las diferencias en el nivel de riesgo dentro del territorio.

Los mapas de riesgos incluyen todas las vías de comunicación, distinguiendo entre los distintos tipos (autopista, carretera convencional, camino sin asfaltar, etc.).

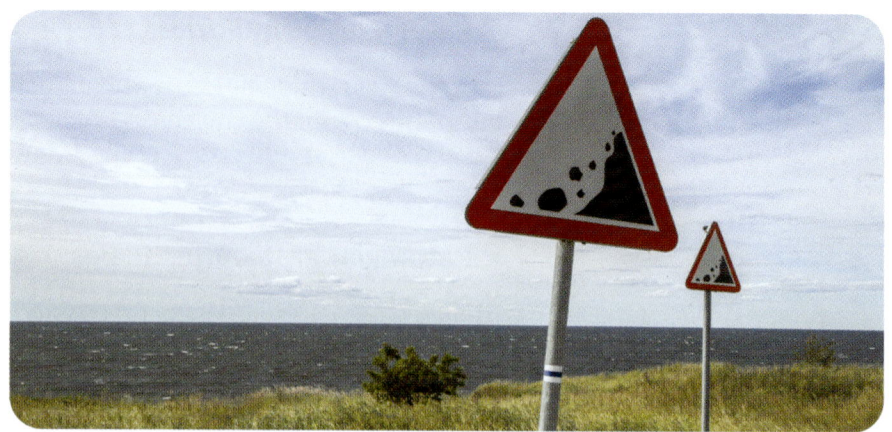

Fig. 5.3.
Si una zona presenta riesgos naturales ya identificados hay que valorar si es conveniente mantener la ubicación.

- **Inspección del lugar**. La inspección es la única forma fiable para detectar ciertos riesgos, como elementos mal fijados que pueden desprenderse si hace viento, zonas en que se producen pequeños desprendimientos, lonas que pueden actuar como velas en caso de viento y arrancar sus soportes, etc.

- **Previsión de fenómenos naturales**. En los días previos al evento se debe ver si existe alguna alerta en la zona, como avisos de nevadas o de aludes o previsión de lluvias o viento fuerte.

En la fase de identificación de riesgos esta información aún no está disponible. Lo que se hace en este momento es valorar, mediante la información de las agencias especializadas, si hay algún fenómeno natural probable para la fecha del evento. Por ejemplo, para un evento en agosto en Sevilla es razonable plantear que habrá temperaturas muy elevadas y prever, en consecuencia, medidas para evitar sus efectos.

> Riesgos de accidentes

Incluyen tanto los accidentes tecnológicos como los producidos por el ser humano. Constituyen una amplia gama de riesgos, que pueden tener consecuencias de muy distinto alcance. Algunos ejemplos de accidentes que se incluyen en esta categoría son: apagón eléctrico, accidente ferroviario, fuga de gas, atentado, derrumbe de un edificio, etc.

Los accidentes que se deben a características del espacio en que se va a realizar el evento (escaleras, escalones, suelo irregular, etc.) no se incluyen en este grupo, sino que pertenecen al grupo de riesgos propios del evento.

> Riesgos NRBQ

Los riesgos NRBQ son los riesgos nuclear, radiológico, biológico y químico. Los productos que pueden causar accidentes de estos tipos están bajo normas de manejo, almacenaje y transporte muy rigurosas. También existen planes de actuación específicos si se detectan estos riesgos o si se produce un accidente.

¡Tenlo en cuenta!

El riesgo de un brote epidémico puede determinar la necesidad de impedir la realización de un evento o condicionar la forma de llevarlo a cabo. En ambos casos las medidas que se deben adoptar las establecerán las autoridades sanitarias. Si el evento se realiza, el equipo responsable del dispositivo de riesgos previsibles deberá integrar las medidas establecidas en su planificación y velar por su aplicación.

5.2.2. La selección de los riesgos

Nunca se pueden prever absolutamente todos y cada uno de los riesgos que amenazan a un evento. En la identificación de los riesgos previsibles, el objetivo es detectar:

- Los **riesgos muy probables**. Suelen ser los asociados al evento, como las lipotimias en un acto a pleno sol durante el mes de agosto.

- Los **riesgos que pueden causar muchos daños o daños muy graves**. Algunos riesgos, siendo improbables, pueden tener consecuencias graves si se materializan.

Es importante valorar si hay algún riesgo de estas características asociado al evento y, si se establece que sí, será conveniente plantearse la anulación del evento o bien modificar su ubicación u otras características.

Por ejemplo, se plantea realizar un concierto multitudinario junto a una zona industrial con presencia de grandes empresas químicas. Si se produjera una fuga de gases o cualquier otro accidente en una de las plantas durante el concierto se verían afectadas muchas personas y, además, tanto la evacuación como la llegada de equipos de socorro resultaría muy complicada por un previsible colapso de las vías de acceso. En esta situación y aunque el riesgo es poco probable, la magnitud que podrían tener las consecuencias haría desaconsejable seguir adelante con el proyecto en esa ubicación.

» La cuantificación de cada riesgo

Para identificar la probabilidad de un riesgo y la magnitud de los daños que puede causar se puede aplicar el sistema que hemos estudiado en el caso de los planes de emergencia:

- Estimar la probabilidad de que ocurra, utilizando una escala adecuada: **índice de probabilidad** (IP).

- Cuantificar los daños que ocasionaría, también mediante una escala adecuada: **índice de daños** (ID).

- Multiplicar ambos valores para obtener el **índice de riesgo** (IR). Los riesgos con un alto índice de riesgo se deben valorar con detalle, ya que tienen una alta posibilidad de ocurrir y pueden causar muchos daños, por lo que posiblemente son riesgos que no vale la pena asumir para celebrar un evento.

» Los antecedentes

Una herramienta muy útil para definir los riesgos de un evento es la información relativa a eventos anteriores, tanto del dispositivo que se organizó como de sus resultados.

Así, para establecer cuáles son los riesgos de un evento se pueden estudiar los siguientes aspectos:

- Los riesgos que se apreciaron en eventos anteriores celebrados en el mismo espacio.

- El número y tipo de atenciones que fueron necesarias en eventos anteriores celebrados en el mismo espacio.

- Los riesgos que se apreciaron en eventos del mismo tipo, aunque celebrados en otros espacios.

- El número y tipo de atenciones que fueron necesarias en eventos del mismo tipo, aunque celebrados en otros espacios.

En ningún caso el trabajo se puede limitar a reproducir la información de otros dispositivos, aunque en apariencia sean idénticos. Siempre se debe definir bien el nuevo evento y ver si hay diferencias con los anteriores que puedan afectar a la valoración de riesgos.

Por ejemplo, en la preparación del dispositivo para una maratón con un recorrido establecido y que se repite cada año en la misma fecha podría parecer que no es necesario valorar riesgos, porque serán los de cada año. Y en general es así, pero es preciso revisar los datos y ver si hay algún aspecto distinto que pueda afectar a la seguridad. Por ejemplo, este año puede coincidir con otro evento multitudinario en la ciudad, o puede haber obras en una zona del trayecto, o puede haber una participación más alta o más baja de la habitual.

Fig. 5.4.
La información sobre eventos ya realizados se utiliza para diseñar nuevos dispositivos.

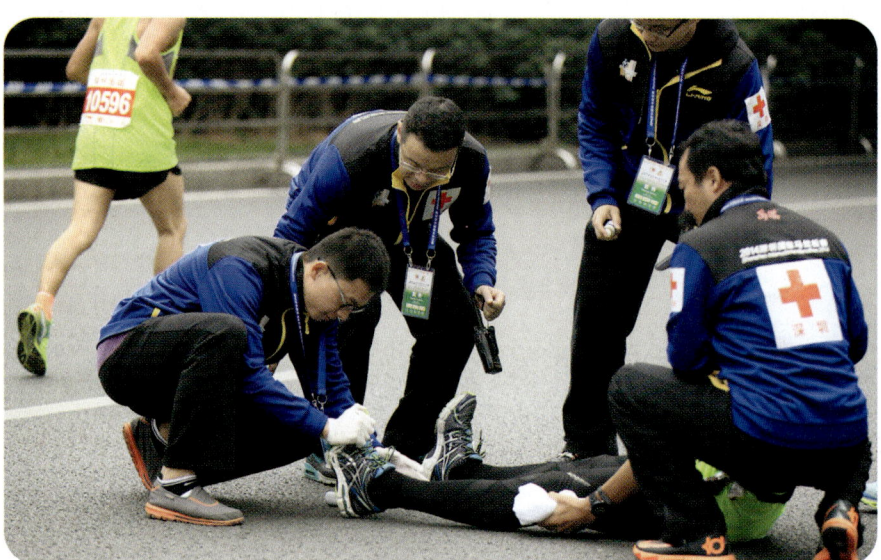

>> La planificación sanitaria

El estudio de los riesgos previsibles permite ajustar el dispositivo a las necesidades, desde la perspectiva sanitaria. En la próxima unidad estudiaremos la planificación del dispositivo, incluido el grupo sanitario, teniendo en cuenta los riesgos previsibles. De forma general podemos destacar que gracias al estudio de los riesgos se puede:

- Identificar aquellas zonas en las que los riesgos tienen mayor intensidad y en las que, por tanto, será más necesario tener personal. Por ejemplo, en una subida pronunciada sin sombra durante una carrera popular es más probable que se puedan producir golpes de calor, síncopes o incluso PCR.

- Detectar las lesiones y patologías más probables (riesgos personales), lo cual permite adaptar las dotaciones humana y material y ajustar los protocolos de actuación. Por ejemplo, si son previsibles lesiones traumáticas, en la dotación sanitaria se puede incrementar el número de férulas, o si son previsibles urgencias psiquiátricas se puede establecer un protocolo específico de atención.

5.2.3. Las medidas preventivas

El dispositivo se planifica para los riesgos previsibles, y durante las tareas de identificación de estos riesgos se puede valorar que algunos de ellos se pueden suprimir o reducir. En estos casos se plantean medidas preventivas, como por ejemplo:

Situación que puede suponer un riesgo	Posibles actuaciones preventivas
Va a celebrarse una fiesta popular multitudinaria y es previsible que las temperaturas sean muy altas ese día.	• Advertir a las personas que participarán para que lleven la cabeza cubierta y ropa adecuada. • Procurar que haya suficiente agua disponible. • Proponer a la organización que monte algunas carpas para crear sombras.
Va a hacerse un concierto en un espacio especialmente habilitado. Todas las entradas están vendidas desde hace tiempo. Se observa que la valla que delimita el recinto se puede saltar fácilmente por diversos lugares.	• Advertir a la organización para que lo resuelva y evitar así que se produzca un exceso de aforo que podría ser peligroso.
Va a celebrarse un acto público en el que se esperan muchos asistentes de edad muy avanzada.	• Pedir a la organización que coloque sillas para que no tengan que estar de pie durante el acto. • Si es necesario, dejar espacio para que se puedan colocar personas que vayan en silla de ruedas.

Estas medidas adoptadas de forma preventiva facilitarán la planificación y el desarrollo del dispositivo.

Por ejemplo, en el primer caso, si la organización tiene capacidad para instalar fuentes de agua y carpas u otras estructuras que proporcionen sombra e informa a las personas que asistirán sobre medidas de autoprotección (llevar la cabeza cubierta y ropa fresca, no permanecer mucho rato seguido el sol, beber agua con frecuencia, etc.), la previsión de asistencias que se deberán prestar y, en consecuencia, las necesidades de personal serán menores que si la organización no puede proporcionar esas medidas preventivas.

En consecuencia, es necesario saber si la organización va a seguir los consejos en materia preventiva para ajustar el dispositivo a la situación real que se va a producir.

Actividades

3. El tipo de evento es un dato que ayuda a valorar los riesgos previsibles del evento. Pon tres ejemplos de eventos de distintos tipos y explica, para cada uno, qué riesgos puede tener.

4. Los riesgos previsibles de un evento los clasificamos en tres grupos. Di cuáles son estos grupos y qué tipos de riesgos se incluyen en cada uno de ellos.

5. Cita los parámetros que se suelen tener en cuenta para calcular el valor de riesgo general de un evento. Teniéndolos en cuenta ordena los siguientes eventos según su riesgo, de mayor a menor:

   a) Fiesta infantil con una asistencia prevista de 600 personas. La fiesta tendrá lugar en un gran parque.

   b) Partido de fútbol de máxima rivalidad; el último enfrentamiento acabó con peleas.

   c) Manifestación con una participación prevista de 150.000 personas, que se expresan contra unos hechos que consideran intolerables.

   d) Carrera deportiva que transcurrirá por las calles de una ciudad, con un número de espectadores previsto de 25.000 personas.

6. Pon cinco ejemplos de eventos en los que el riesgo de traumatismos es previsible.

5.3. Los dispositivos de riesgos previsibles

> Un **dispositivo de riesgos previsibles** (DRP) es la estrategia de despliegue de medios y recursos, tanto humanos como logísticos, que se realiza para atender acontecimientos colectivos planificados con el objetivo de garantizar la seguridad y, si es necesario, proporcionar asistencia sanitaria inmediata.

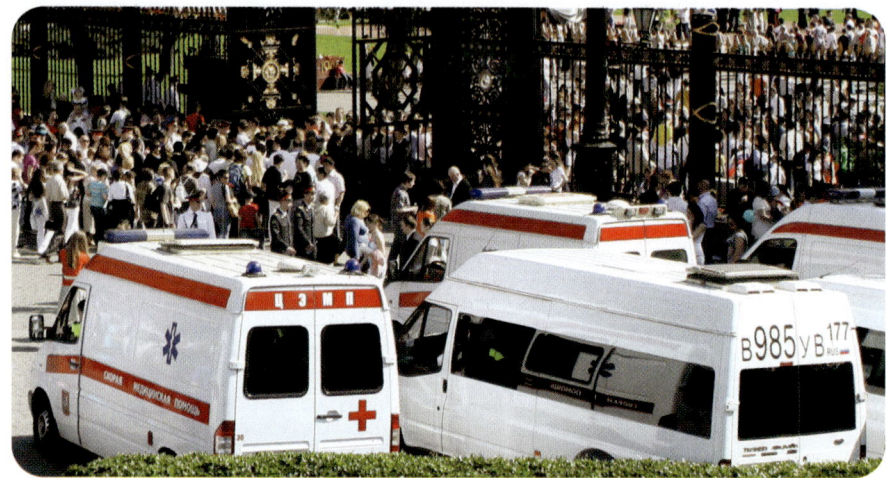

Fig. 5.5.
Los dispositivos que se organizan para atender eventos multitudiarios se denominan dispositivos de riesgos previsibles.

5.3.1. Pilares de un DRP

En el diseño y ejecución de estos dispositivos se deben considerar la *previsión*, la *coordinación* y la *formación*.

- **Previsión**. Detectar y valorar correctamente los riesgos previsibles y establecer las necesidades de seguridad que se deberán atender es esencial para que el dispositivo sea adecuado y permita hacer frente a las incidencias que se produzcan.

  Así mismo, detectar deficiencias que puedan ocasionar conflictos y resolverlas preventivamente antes de que tenga lugar el evento será otro punto importante para garantizar la seguridad.

- **Coordinación**. Es evidente que la seguridad en estos eventos solo se consigue con la participación de profesionales de distintos ámbitos: cuerpos policiales y de bomberos, personal sanitario, personal de la organización, etc.

  Como ocurre en cualquier dispositivo interdisciplinario, para que el dispositivo funcione de forma eficiente es necesario planificar claramente las funciones de cada grupo y definir la forma en que deben relacionarse y coordinarse.

- **Formación**. En un dispositivo de riesgos previsibles el personal no solo debe tener la formación y experiencia que su puesto exija, sino también la información específica sobre el dispositivo.

  Por ejemplo, el personal sanitario debe saber con qué dotación cuenta, qué protocolo de atención debe seguir, qué debe hacer para solicitar una unidad de SVA o apoyo policial, cómo se procederá a la reposición de material sanitario en caso de que se agote, etc.

5.3.2. Fases de un DRP

Un dispositivo de riesgos previsibles se desarrolla en tres fases, que explicaremos en las próximas unidades:

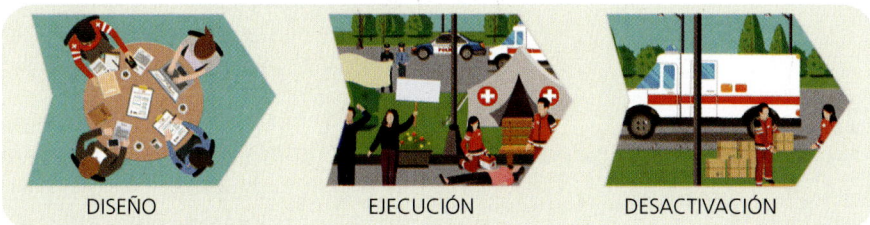
DISEÑO   EJECUCIÓN   DESACTIVACIÓN

Fig. 5.6.
Las fases de un dispositivo
de riesgos previsibles.

≫ Fase de diseño

> La **fase de diseño** es aquella en la que se recopila toda la información relevante sobre el evento, se identifican los riesgos previsibles y se planifican la organización y las intervenciones.

Podemos dividir esta fase en tres:

1. **Previsión**. Se estudian las características del evento y se identifican los riesgos previsibles y los recursos disponibles.

2. **Planificación operativa**. Se diseñan todos los aspectos prácticos de la preparación, ejecución y desactivación del dispositivo.

3. **Análisis de costes**. Se cuantifica el coste del dispositivo diseñado.

≫ Fase de ejecución

> La **fase de ejecución** es aquella en la que el dispositivo se pone en práctica, siguiendo rigurosamente el diseño que se ha elaborado en la fase anterior.

Podemos dividir esta fase en tres:

1. **Preparación**. Se organiza todo lo previsto en la fase de diseño y se dispone en los lugares que corresponda.

2. **Activación**. Se pone en marcha el dispositivo.

3. **Operatividad**. El dispositivo se desarrolla siguiendo las pautas planificadas.

≫ Fase de desactivación

> La **fase de desactivación** es aquella en la que se da por finalizado el dispositivo y se recopila y se evalúa toda la información referente a su desarrollo.

Podemos dividir esta fase en tres:

1. **Desactivación**. Se da por finalizado el dispositivo.

2. **Desmontaje del dispositivo**. Se desmonta y recoge el material y se retira todo el personal.

3. **Análisis del desarrollo del evento**. Una vez finalizado el evento y desmontado el dispositivo, hay que recopilar toda la información y elaborar un *expediente* o *memoria* del dispositivo.

5.3.3. **La memoria de dispositivos**

En el momento de diseñar un DRP, la información completa de un dispositivo desplegado anteriormente en un evento similar es una herramienta muy valiosa, especialmente si proporciona información no solo sobre cómo se planteó el dispositivo sino también sobre la valoración de sus resultados, los problemas que se detectaron, los imprevistos que se produjeron, etc.

A partir de esta información se puede plantear un primer diseño, repitiendo lo que funcionó bien y corrigiendo aquellos aspectos que en su momento se consideraron mejorables. Este primer diseño se debe revisar bien, ya que puede haber diferencias en las características del evento que hagan necesario introducir modificaciones.

Para que todo esto sea posible es necesario que la información de los DRP realizados se archive, lo cual se hace mediante la *memoria de dispositivos*.

> La **memoria de dispositivos** es el archivo de expedientes de los dispositivos de riesgos previsibles desplegados anteriormente.

Las distintas organizaciones, entidades, etc., que organizan dispositivos de riesgos previsibles deben contar con una memoria de dispositivos perfectamente organizada para que se puedan localizar fácilmente los expedientes o memorias que interese consultar. Disponer de la información pero no poder localizarla es equivalente a no tenerla.

¡Tenlo en cuenta!

Para que la memoria de dispositivos sea realmente útil, se debe elaborar un expediente completo de cada DRP y valorar su ejecución de forma constructiva, teniendo en cuenta que esos datos van a ser una importante fuente de información para el diseño de futuros DRP.

¡Tenlo en cuenta!

Cuando se va a usar un expediente como base para diseñar un nuevo DRP es importante leerlo con detalle y observar si hay diferencias significativas con el evento que se va a realizar, ya que ello podría significar que el nuevo dispositivo deba tener un diseño distinto. Por ejemplo, si hay una variación importante en las personas que se espera que acudan o si el nuevo evento coincide con alguna fecha reivindicativa y los anteriores no.

>> **Contenido de cada expediente**

La memoria incluye, perfectamente catalogados e identificados, los expedientes de todos los DRP realizados. En cada expediente se detalla:

- **Los detalles previos al despliegue**: número y perfil de personas usuarias, características del lugar, accesos, unidades movilizadas, protocolos de atención establecidos, etc.

- **Lo ocurrido durante el evento**: número de asistencias sanitarias prestadas, tipo de asistencias, incidentes, número de traslados efectuados, etc.

- **El análisis de la efectividad del dispositivo**: valoración del número de efectivos y de su distribución, de la adecuación de la logística al entorno, del reparto de las horas de trabajo entre el personal, etc.

Es interesante que, para todos los expedientes archivados, se utilice un mismo formato y estructuración, de forma que la localización de un expediente, así como su lectura y la comparación con otros sean rápidas para las personas que los manejarán. Los formatos digitales con opciones de búsqueda son la herramienta más utilizada, ya que facilitan mucho la localización de la información. Este archivo, siempre que los expedientes estén bien hechos y clasificados, es una herramienta esencial en el diseño de nuevos DRP.

5.3.4. El marco legal

No existe una norma específica que regule de forma precisa la seguridad y atención sanitaria en los eventos multitudinarios, pero sí existen normas y decretos que afectan, de forma directa o indirecta, aspectos relevantes de los eventos como son el reglamento general de la policía de espectáculos públicos y actividades recreativas y la norma básica de autoprotección. Además existen distintas normas autonómicas y municipales.

›› Reglamento general de la policía de espectáculos públicos y actividades recreativas

El Real Decreto 2816/1982 aprueba el reglamento general de la policía de espectáculos públicos y actividades recreativas, que establece distintas medidas de seguridad relativas a los espacios en que se desarrollan espectáculos y otras actividades. En el ámbito sanitario, el reglamento establece que cuando el aforo excede de 100 personas, el local debe disponer de botiquín; si supera las 1.000, debe tener enfermería. La enfermería se puede sustituir por un botiquín y la presencia de ambulancias.

El texto no concreta la dotación de personal, medicamentos o medios materiales que deben tener estos botiquines o enfermerías, y remite para ello a las normas sanitarias vigentes o, en el caso de los espectáculos taurinos y actividades recreativas particularmente peligrosas, a la reglamentación específica de estas actividades. La regulación incluye muchos otros aspectos. Por ejemplo, la altura mínima libre de los locales y su capacidad cúbica, la iluminación general y la de emergencia, el sistema de calefacción, la ventilación, los extintores, el número mínimo de retretes, urinarios y lavabos, la forma de señalizar los escalones, etc.

›› Norma básica de autoprotección

El Real Decreto 393/2007 aprueba la norma básica de autoprotección de los centros, establecimientos y dependencias dedicados a actividades que puedan dar origen a situaciones de emergencia.

Esta norma establece la obligatoriedad de que las actividades, centros, establecimientos, espacios, instalaciones y dependencias que, potencialmente, puedan generar o resultar afectadas por situaciones de emergencia dispongan de planes de autoprotección.

El plan de autoprotección es responsabilidad del titular de la actividad y tiene por objeto prevenir y controlar los riesgos sobre las personas y los bienes y dar respuesta adecuada a las posibles situaciones de emergencia que puedan surgir durante el desarrollo de la actividad. El plan de autoprotección incluye, en el ámbito de la actividad, la identificación y evaluación de los riesgos, las acciones y medidas necesarias para su prevención y control, así como las medidas de protección y otras actuaciones a adoptar en caso de emergencia. En relación con actividades que requieran un DRP, deben tener plan de autoprotección:

- **Actividades recreativas y espectáculos públicos con reglamentación sectorial específica**. Los lugares, recintos e instalaciones en los que se celebren los eventos regulados por la normativa vigente en materia de espectáculos públicos y actividades recreativas, que cumplan las siguientes características:

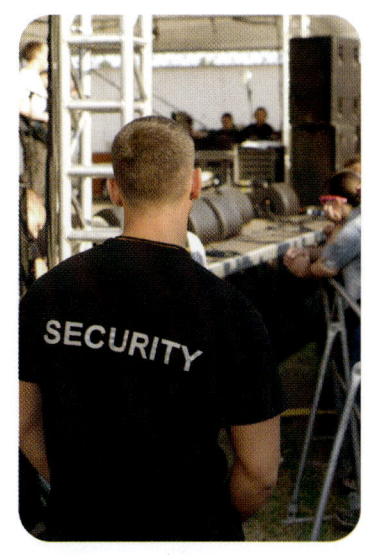

Fig. 5.7.
Algunas actividades deben disponer de un plan de autoprotección.

- Edificios cerrados con capacidad o aforo igual o superior a 2.000 personas, o con una altura de evacuación igual o superior a 28 m.

- Instalaciones cerradas desmontables o de temporada con capacidad o aforo igual o superior a 2.500 personas.

- Espacios al aire libre con una capacidad o aforo igual o superior a 20.000 personas.

- **Otras actividades, sin reglamentación sectorial específica**, como son:

  - Instalaciones cerradas desmontables o de temporada con capacidad igual o superior a 2.500 personas.

  - Actividades desarrolladas al aire libre con un número de asistentes previsto igual o superior a 20.000 personas.

» Normas autonómicas y municipales

Las comunidades autónomas registran los planes de autoprotección y también pueden establecer algunos valores más restrictivos que los mínimos que establece la norma en criterios como:

- Aforo y ocupación.

- Vulnerabilidad.

- Carga de fuego.

- Cantidad de sustancias peligrosas.

- Condiciones físicas de accesibilidad de los servicios de rescate y salvamento.

- Tiempo de respuesta de los servicios de rescate y salvamento.

- Posibilidad de efecto dominó y daños al exterior.

- Condiciones del entorno.

- Otras condiciones que pudieran contribuir al riesgo.

También pueden tener normas propias relativas a distintos ámbitos que afecten a la seguridad en eventos multitudinarios.

Así mismo, las autoridades municipales pueden regular ciertos aspectos relativos a los locales y espacios. Algunos municipios disponen de un plan especial de protección civil para grandes concentraciones humanas, en los que detallan los aspectos técnicos y los requisitos básicos de seguridad de los espacios y locales de su municipio en que se pueden desarrollar eventos de este tipo.

Actividades

7. Define *dispositivo de riesgos previsibles* y explica brevemente en qué fases se desarrollan estos dispositivos.

8. Dibuja un esquema de las diferentes fases de un DRP y las principales etapas en que se divide cada fase.

9. Explica qué función tiene la memoria de dispositivos de riesgos previsibles.

10. Si debemos diseñar un dispositivo para un evento que se celebra anualmente, ¿podemos tomar la memoria del dispositivo y copiar directamente el diseño para aplicarlo este año? Explica tu respuesta.

Ahora practica

Actividad 5.1. **Un DRP para un festival rural**

Organizaos en grupos de tres o cuatro, leed el siguiente supuesto y responded a las preguntas que se plantean a continuación.

> Un pueblo de montaña va a organizar un festival con conciertos en vivo que va a durar un fin de semana. Está previsto hacerlo el último fin de semana de septiembre y reunir unas 5.000 personas mayoritariamente menores de 30 años.
>
> Van a organizar una zona de aparcamiento, una zona de acampada, una zona de conciertos y otra con servicios de comida y bebida.

a) Valorad qué necesidades relativas a seguridad tendría este evento.

b) Planteaos qué riesgos propios del evento, qué riesgos personales y qué riesgos colectivos puede tener este evento.

c) La coordinación será esencial para que el dispositivo de riesgos previsibles del evento se desarrolle correctamente, pero, ¿qué cuerpos, organismos, entidades o administraciones creéis que deberán participar y coordinarse en este caso?

b) Pensad en un pueblo de montaña que pueda ser el que va a celebrar el festival y buscad qué normativa se debería aplicar en el diseño de un dispositivo de riesgos previsibles para el evento.

El diseño de un DRP

6 *Unidad didáctica*

Contenidos

- La fase de diseño.
- Fase de diseño: la previsión.
- Fase de diseño: planificación operativa.

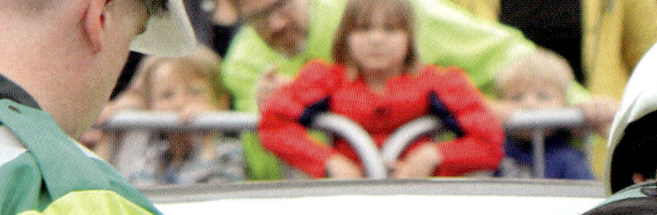

Antes de empezar...

- ¿De qué tres fases consta el diseño de un DRP?
- ¿En qué consiste la planificación operativa?

6.1. La fase de diseño

> La **fase de diseño** es aquella en la que se establece la planificación de los recursos, tanto humanos como materiales, necesarios para aquella actividad a la cual serán destinados, con el objetivo de ser altamente efectivos, eficientes y suficientes.

Esta fase se desarrolla mediante una metodología que delimita muy bien el procedimiento que permite concebirlos y llevarlos a la práctica, y que distingue tres fases: la *previsión*, la *planificación operativa* y el *análisis de costes*.

¡*Tenlo* en cuenta!

En este libro no profundizamos en los aspectos de gestión económica de estos dispositivos, puesto que esta no va a ser una función específica del personal técnico que participe en ellos.

6.2. Fase de diseño: la previsión

Esta fase es esencial, ya que en ella se recopila y estudia la información que permite establecer las necesidades y objetivos del dispositivo. Si no se lleva a cabo de forma rigurosa, las medidas que se planteen en fases posteriores no serán las más adecuadas. La fase de previsión se desarrolla en varias etapas:

Regogida de la información	Consulta de los antecedentes	Estudio de los riesgos previsibles	Elaboración de hipótesis	Definición de objetivos	Identificación de los recursos necesarios

6.2.1. Recogida de la información

Las personas responsables de la organización de un evento deben proporcionar la información necesaria para que se puedan valorar las necesidades de seguridad y planificar el dispositivo más adecuado para atenderlas.

A partir de la información que proporciona la organización, los responsables de diseñar el dispositivo deben poder responder de forma detallada a las siguientes cuestiones sobre el evento: *¿dónde?*, *¿cuándo?*, *¿cuántas?*, *¿cómo?*, *¿por qué?* y *¿a quién?*

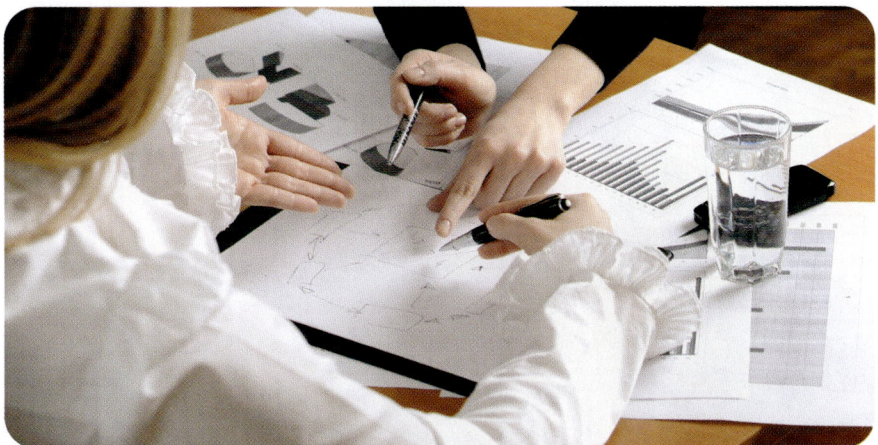

Fig. 6.1.
La organización de un evento facilita la mayor parte de la información necesaria para diseñar el dispositivo de riesgos.

›› ¿Dónde?

Es necesario detallar las características del *lugar* y del *recinto* en los que tendrá lugar el evento, así como de las *condiciones de acceso*.

› Lugar

La organización debe detallar la ubicación geográfica exacta en que se va a desarrollar el evento, la extensión que va a ocupar y sus límites. La información que proporciona se estudia y se completa luego con datos que puedan resultar útiles para determinar riesgos:

- **Medio**: zona rural o urbana.

- **Características topográficas**: presencia de barrancos, fuertes pendientes, cursos de agua, etc.

- **Riesgos geológicos**: riesgo de terremotos, riesgo de aludes, zonas inundables, etc.

- **Condiciones meteorológicas** habituales en esa zona y época y sus posibles consecuencias, por ejemplo: riadas, tormentas fuertes, rayos, calor intenso, etc.

Cuando el lugar no es habitual como ubicación de eventos, como un prado o una playa, es interesante consultar los mapas de riesgos de la zona, que se pueden localizar en los planes de emergencia del municipio o de la comunidad autónoma.

› Recinto

En este caso se refiere al espacio concreto en el que se desarrollará el evento. Un primer aspecto importante es saber si el evento se desarrollará en un recinto fijo, como un estadio, un parque, una sala, etc., o de forma dinámica, es decir, si las personas que asisten se desplazarán, como en una carrera, una manifestación, un desfile, etc.

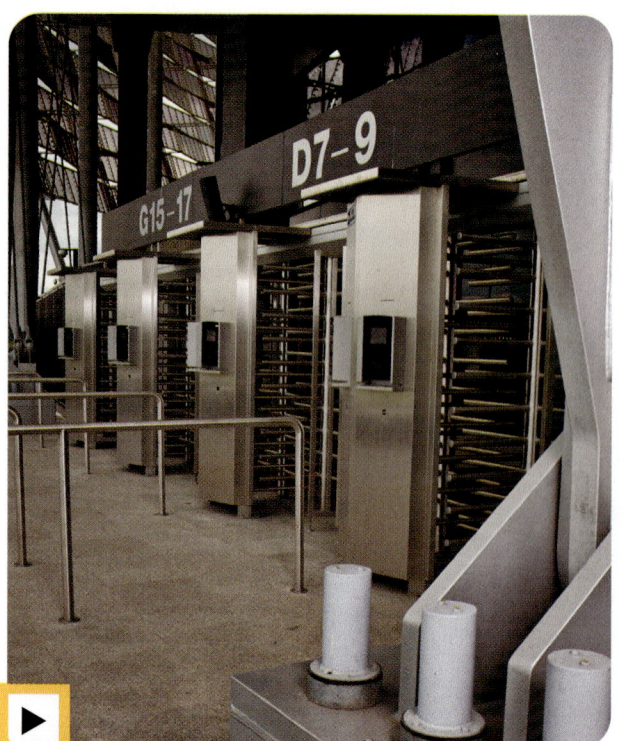

Si el evento será **dinámico** es necesario conocer el recorrido y estudiarlo adecuadamente. Esta característica condicionará la forma en que se deberá desplegar el dispositivo. También se debe tener en cuenta si hay zonas diferenciadas en el trayecto, como puntos de control o espacios de descanso, al igual que la velocidad a la que se estima que se desplazarán los asistentes (si irán corriendo, en bici, en marcha lenta, etc.).

En el caso de los eventos **en recintos fijos** se debe saber si el recinto es una instalación diseñada para acoger eventos multitudinarios que se usa de la forma ordinaria o extraordinaria, o un espacio especialmente habilitado para la ocasión.

Fig. 6.2.
Los recintos de gran capacidad disponen de planes de autoprotección e incluso realizan simulacros para prepararse en caso de emergencia en sus instalaciones.

- **Lugares diseñados para eventos, en su funcionamiento ordinario**. Los espacios diseñados para reunir a miles de personas, como por ejemplo los grandes estadios, cumplen los requisitos de seguridad que les corresponde y disponen de un plan de autoprotección.

  Esto hace que buena parte de las tareas organizativas desde el punto de vista de la seguridad ya estén hechas, para cualquier evento que se celebre en dicho espacio.

  En cualquier caso, al diseñar el DRP de un evento concreto se deben describir las características arquitectónicas básicas, en especial los accesos, y si es abierto, cerrado o semiabierto.

- **Lugares diseñados para eventos, en un funcionamiento extraordinario**. Algunos espacios se pueden usar para un evento de forma distinta a la ordinaria.

  Un ejemplo muy claro es un concierto que se organiza en un estadio de futbol, en que se monta un escenario y el público ocupa, además de las gradas, parte del terreno de juego. La distribución y cantidad de personas, los accesos que usarán algunas de ellas, las vías de evacuación que se deberán diseñar y otros muchos aspectos esenciales para la seguridad cambiarán respecto de los que, para el mismo espacio, se tienen en cuenta en su uso ordinario (un partido de futbol en este caso).

  En estas situaciones se debe estudiar el plan de autoprotección, para ver si incluye el supuesto de este uso no habitual. Si no lo hace, se deberán realizar las adaptaciones necesarias para adecuarlo al evento.

- **Lugares habilitados para un evento** (un aeródromo, un descampado, una plaza, una playa, etc.). En este caso se debe hacer un estudio de los riesgos y una planificación de todas las medidas de seguridad necesarias, ya que no hay un trabajo previo en este sentido.

> **Condiciones de acceso**

En cuanto al acceso se estudian:

- Los **accesos al recinto**: si habrá controles de entrada, si hay puertas y cuántas, si se accederá con entrada o si la entrada es libre, si la entrada y la salida se harán por los mismo puntos y cualquier otro dato relevante. Los accesos, especialmente en eventos en que se espera que todas las personas asistentes lleguen en un estrecho margen de tiempo, son un punto crítico, ya que en ellos se pueden producir aglomeraciones o avalanchas, tanto en entradas como en salidas.

- Los **accesos al lugar**: opciones disponibles de transporte público y su capacidad, zonas de aparcamiento y número de plazas, necesidad de cortar algunas calles o alterar el sentido de circulación en otras, etc.

  También se tiene en cuenta si en la zona hay lugares emblemáticos, edificios oficiales, hospitales u otros espacios que requieran especial protección o a los que se deban garantizar los accesos.

La información relativa a los accesos es necesaria para planificar la llegada y la marcha del lugar de las personas asistentes, así como su entrada y salida del recinto. También para planificar una posible evacuación, en la que se deberá conseguir que todas las personas salgan del recinto y se alejen del lugar de forma rápida y segura.

» ¿Cuándo?

La organización debe concretar la *fecha* y la *duración* del evento, así como el tipo de *cobertura* que solicita.

› Fecha

Es de vital importancia saber si se prevén otros eventos o fiestas en esa zona o cerca de ella, o si la fecha coincide con alguna conmemoración que pueda hacer surgir conflictos en el desarrollo del evento.

› Duración

El tiempo previsto del evento será un dato básico para establecer la dotación necesaria, ya que permite saber cuántos turnos serán necesarios. En general hablamos de:

- **Duración corta**: 1 a 24 h.
- **Duración media**: 1 a 3 días.
- **Duración larga**: 4 a 5 días.
- **Duración prolongada**: 5 a 15 días.

› Cobertura

La planificación se hace atendiendo al tipo de cobertura que la entidad organizadora solicita, lo cual condiciona las características del despliegue y los recursos que se emplearán.

La cobertura solicitada puede ser:

- **Puntual**: para un evento determinado. Por ejemplo, para un concierto o para un mitin electoral.
- **Permanente**: durante periodos largos. Por ejemplo, para un complejo de ocio.
- **Estacional**: para eventos vinculados a estaciones del año concretas, como el verano o las fiestas navideñas. Por ejemplo, las ferias de productos de Navidad o la campaña de verano en las playas.
- **Periódica**: en periodos concretos de tiempo, como cada 15 días o cada tres meses. Por ejemplo, en los partidos de fútbol en un estadio.

» ¿Cuántas?

Un dato especialmente relevante es el **aforo total esperado**, es decir, la cantidad de personas que se prevé que acudan al evento.

La cifra de asistencia prevista la facilita la organización y es importante considerar la fiabilidad de ese dato, ya que es el factor más importante en el diseño del DRP.

En algunos casos, como en un evento abierto y gratuito, la cifra es una estimación y, puesto que no hay venta de entradas ni reservas, no existe la certeza de cuál será la afluencia real.

En otros, en cambio, la cifra es muy fiable. Por ejemplo, cuando se trata de un evento para el cual se ha realizado la venta anticipada de entradas.

¡Tenlo *en cuenta!*

El aforo es la capacidad total de público en un recinto o edificio destinado a espectáculos públicos o actividades recreativas.

En este caso es previsible que acudan tantas personas como entradas se han vendido.

A pesar de que en algunos casos la cifra se considere fiable, es importante que en todos ellos se valore si existe la posibilidad de que el aforo real supere el aforo total esperado, es decir, de que se produzca un **overbooking**, ya que esta situación podría desestabilizar la organización del DRP.

Esto puede ocurrir por un éxito de convocatoria inesperado en un evento de acceso libre o debido a la venta de entradas clandestinas o a un control deficiente de accesos en eventos que requieren una entrada.

El *overbooking* puede generar distintos riesgos (aglomeraciones, avalanchas, peleas, embotellamientos que dificulten la circulación de vehículos prioritarios, etc.), por lo que si se considera que se puede producir es básico establecer medidas para evitarlo.

> ### Tipos de dispositivos según el aforo esperado

En función del número de personas que se espera que acudan a un evento el dispositivo se denominará *macrodispositivo*, *dispositivo intermedio* o *dispositivo menor*.

- **Macrodispositivos**. Son DRP para eventos en los que se espera una afluencia de entre 30.000 y 100.000 personas. Las grandes concentraciones implican un nivel de riesgo elevado y exigen una gran movilización de recursos.

- **Dispositivos intermedios**. Son DRP para eventos con una afluencia esperada de entre 5.000 y 30.000 personas.

  El número de personas es menor que en los macrodispositivos y, en consecuencia, también lo son los riesgos y las necesidades de movilizar recursos. Para estos dispositivos el riesgo por asistencia se clasifica como moderado.

- **Dispositivos menores**. Son DRP para eventos en los que se espera una afluencia inferior a las 5.000 personas. En estos eventos el nivel de riesgo es bajo, y las conductas violentas son infrecuentes. En consecuencia, el número de recursos que hay que movilizar normalmente es mínimo.

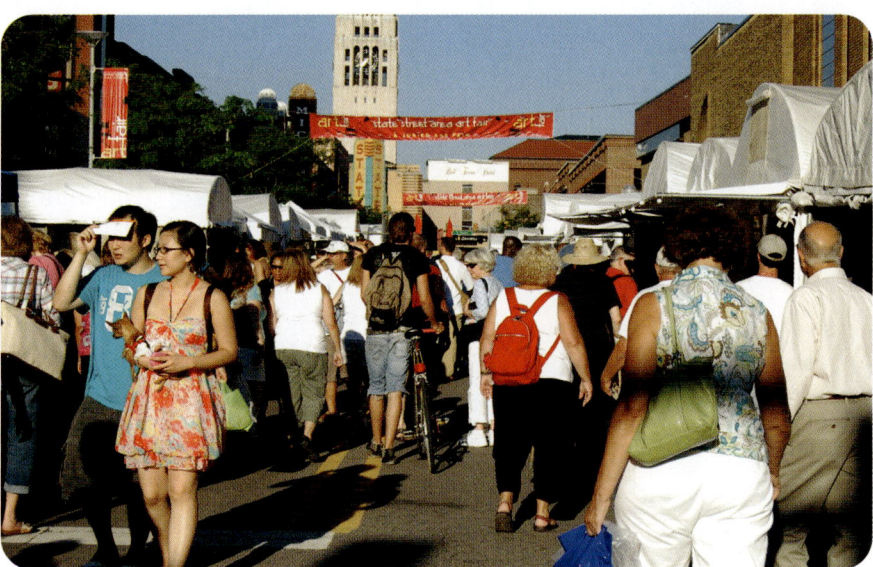

Fig. 6.3.
El aforo esperado es el factor más importante en la planificación de un DRP.

❯❯ ¿Cómo?

El siguiente paso es hacer una valoración de los efectivos que deberán participar en el dispositivo, ya que será necesaria su participación para diseñar el dispositivo.

Los efectivos se presentan de forma general, sin concretar todavía el número de participantes: cuerpos de seguridad, bomberos, protección civil, seguridad privada, personal de la organización, etc.

En el ámbito sanitario, se especifica quién prestará el servicio y si recibirá la colaboración de otras empresas o instituciones. Por ejemplo, si es un dispositivo que cubrirá en exclusiva el servicio público de salud de una ciudad, o si lo hará en colaboración con Cruz Roja o con unidades de otras poblaciones.

❯❯ ¿Por qué?

Otra cuestión que es necesario clarificar es el motivo por el cual se solicita el dispositivo. Puede ser por obligación legal, en cuyo caso se deberá consultar la normativa correspondiente, o bien por iniciativa de la organización. El dispositivo que se diseñe deberá dar respuesta al motivo por el que se ha solicitado.

❯❯ ¿A quién?

El *tipo de evento* y el *perfil de las personas* que asistirán a él son otras informaciones relevantes para el diseño de un DRP.

❯ Tipo de evento

Las características propias del evento condicionan los riesgos que pueda presentar.

Así, podemos distinguir entre eventos: religiosos, culturales, deportivos, musicales, manifestaciones, concentraciones, actos políticos, actos sociales, festejos taurinos, fiestas populares, desfiles militares, grabaciones y montajes de escenarios de películas, exhibiciones aéreas, fiestas infantiles, etc.

❯ Perfil humano

El perfil de las personas asistentes determinará tanto sus riesgos personales como el comportamiento que se podrá esperar de ellas durante el desarrollo del evento.

Los factores más destacados son la edad y el sexo, el nivel cultural y económico y el estado de salud. También el análisis de las costumbres y tradiciones de las personas que van a asistir al evento o del lugar donde se va a producir puede ser un factor importante en algunos casos, si es posible que incidan en el desarrollo del DRP.

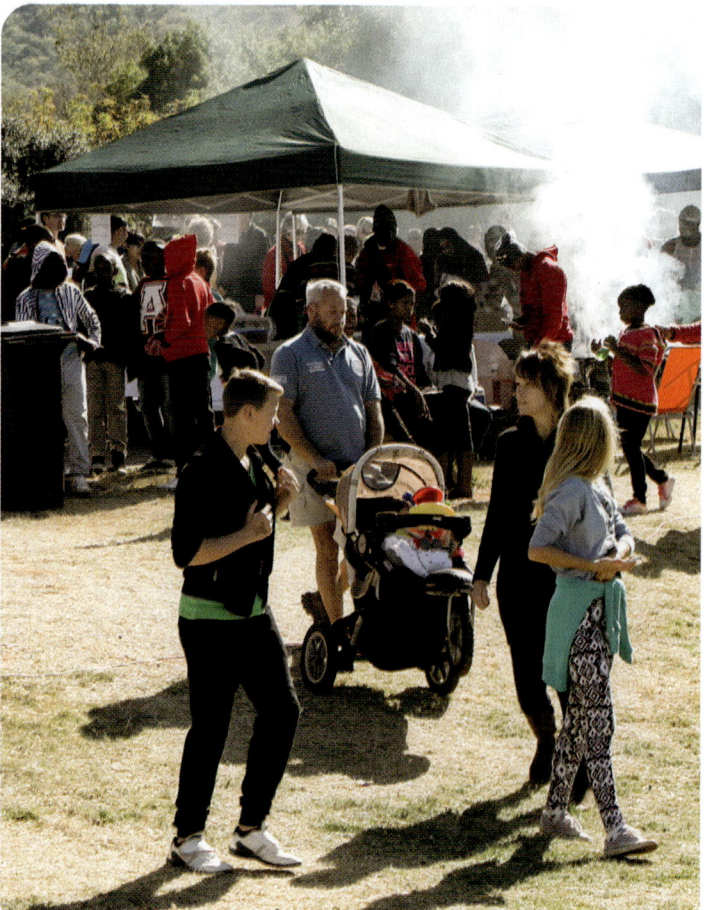

Fig. 6.4.
El tipo de evento y el perfil de sus asistentes condicionarán las necesidades del DRP.

6.2.2. Los antecedentes

Una vez identificado el tipo de evento a partir de la información recogida se recurre a la memoria de dispositivos para estudiar cómo se realizaron y qué resultados dieron anteriormente otros DRP equivalentes.

6.2.3. El estudio de riesgos

El siguiente paso es definir los riesgos previsibles del evento:

- **Riesgos propios del evento**. Se identifican los riesgos propios de este tipo de evento. Además se valora la información recopilada y se inspecciona el lugar para identificar otros riesgos que pueda tener este evento en concreto. Finalmente se hace una valoración global de los riesgos del evento, tal como hemos estudiado en la unidad anterior.

- **Riesgos personales**. La identificación de las lesiones o patologías que se pueden esperar dadas las características del evento es una herramienta clave para planificar los recursos y protocolos de asistencia sanitaria.

- **Riesgos colectivos**. Se debe prever cómo proceder en caso de que se active un plan de emergencias durante el desarrollo del evento.

6.2.4. La elaboración de hipótesis

Llegados a este punto se dispone de todos los elementos necesarios para describir qué situaciones de emergencia podrían presentarse durante ese evento, es decir, para formular *hipótesis*.

> Una **hipótesis** es la suposición de algo posible o imposible para sacar de ello una consecuencia.

Generalmente se plantean dos hipótesis: la *más peligrosa* y la *más probable*.

❱❱ Hipótesis más peligrosa

A partir de la información recogida se plantea el peor escenario posible para el evento: una situación desastrosa con probabilidades remotas de ocurrir, pero que en caso de que se hiciera real produciría un daño gravísimo sobre las personas que asisten al evento. Una vez planteada la hipótesis más peligrosa es esencial confirmar que realmente las probabilidades de que eso ocurra son remotas, en caso contrario el evento debería suspenderse.

El estudio de esta hipótesis nos puede indicar la necesidad de elaborar un *plan de contingencia*.

> Un **plan de contingencia** es un plan especial diseñado para responder a situaciones improbables pero no imposibles que puedan presentarse y tener consecuencias graves.

Los planes de contingencia, por tanto, son complementarios al DRP y solamente se activan en caso de que se produzca la situación a que se refiere el plan, como podrían ser un atentado terrorista o una situación de pánico masivo.

›› Hipótesis más probable

Se describe la situación que tiene mayores probabilidades de ocurrir. Las memorias de dispositivos anteriores serán una fuente básica para establecerla, ya que es de esperar que en dos eventos similares se planteen situaciones similares.

La hipótesis más probable es la herramienta básica para diseñar el DRP, ya que nos muestra el escenario más probable. En cualquier caso, se debe prestar atención cuando se recurre a experiencias anteriores por si hay algún factor distintivo entre los eventos comparados que pueda hacer variar su desarrollo.

6.2.5. La definición de objetivos

Una vez efectuado este trabajo previo, y con toda la información recogida, se deben establecer los objetivos que ha de cumplir el DRP. Los objetivos van a servir para:

- **Diseñar** el DRP. Una vez definidos los objetivos, se concreta el diseño para que el dispositivo resultante cumpla con ellos.

- **Valorar** el DRP. Los objetivos son también una herramienta de valoración ya que, tras el evento, se debe estudiar y cuantificar el cumplimiento de objetivos.

›› Los objetivos sanitarios del dispositivo

Los objetivos sanitarios se dirigen a tres ámbitos:

- Atender *in situ* las lesiones más leves.

- Estabilizar y preparar para el traslado a las personas que presentan enfermedades o lesiones más graves.

- Efectuar los traslados necesarios.

En general, todos los DRP tendrán estos objetivos, aunque cada uno los concretará o ampliará según las necesidades y recursos concretos del dispositivo.

Por ejemplo, en un evento que tiene lugar en una zona alejada de cualquier hospital y con accesos complicados, se puede establecer como objetivo atender al máximo posible de personas *in situ* y hacer solo las evacuaciones imprescindibles, mientras que en un evento que esté cerca de varios hospitales se puede establecer como objetivo evacuar al máximo de pacientes a los servicios de urgencias para no tener que desplegar tantos recursos sobre el terreno.

› Los objetivos del personal sanitario

Además de los objetivos sanitarios del dispositivo, también se pueden definir objetivos dirigidos al personal, como:

- Clasificar, filiar y cuantificar debidamente a todas las víctimas.

- Garantizar la asistencia sanitaria adecuada a la patología o a las lesiones de cada víctima, ofreciendo las máximas garantías de calidad asistencial.

. . . .
¡*Tenlo* en cuenta!

Para que una lista de objetivos sea útil no debe ser larga y los objetivos se deben señalar de forma simple y comprensible.

- Resolver de forma rápida las lesiones o patologías no urgentes.

- Ofrecer transporte adecuado a los hospitales o centros de recepción.

Para que los objetivos, tanto generales como personales, se puedan valorar debidamente es necesario plantearlos de forma que se puedan cuantificar, de la misma forma que ocurría con los indicadores en los planes de emergencias.

¡***Tenlo*** *en cuenta!*

Estos objetivos son los que debe conseguir de forma general el dispositivo de riesgos previsibles en el ámbito de la atención sanitaria. Cada profesional sanitario tendrá, además, sus propios objetivos, que dependerán de su cualificación, de la zona en la que esté, del tipo de unidad a la que esté asignado, etc.

6.2.6. La identificación de los recursos necesarios

A partir del análisis de todos los elementos anteriores se realiza una planificación cualitativa y cuantitativa de los recursos.

Para identificar los recursos se siguen tres fases:

1. Se deciden los **componentes** que debe tener el dispositivo. Es decir, cuántas unidades de cada tipo deberán participar, si debe haber puestos de asistencia sobre el terreno y cuántos, y cómo será el centro de coordinación.

2. Se detalla qué **dotación humana y material** corresponde a cada componente. En algunos casos estas dotaciones están ya definidas, como es el caso de las ambulancias. También se suelen tener planificados los materiales y equipos que corresponden a un puesto sanitario avanzado (PSA) o a un centro de coordinación.

3. A partir de los datos anteriores, se concreta qué **recursos humanos y materiales** son necesarios para desplegar todo el dispositivo.

¡***Tenlo*** *en cuenta!*

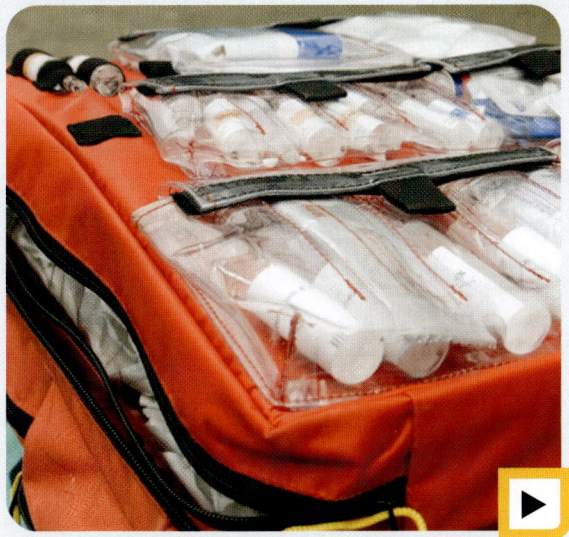

Puede parecer muy complejo detallar qué materiales harán falta en un dispositivo de riesgos previsibles, pero recuerda que en el módulo de DOTACIÓN SANITARIA vimos que las ambulancias tienen su dotación asignada, y que para actuaciones fuera del vehículo el material está organizado en maletines o mochilas.

Por tanto, se puede decidir, por ejemplo, que habrá unidades a pie y que llevarán una mochila de primera intervención, o que las unidades en bicicleta llevarán además una mochila de soporte vital básico (SVB).

Los materiales que debe llevar cada tipo de mochila y cada tipo de maletín están perfectamente definidos, y en cada uno de ellos habrá una lista de verificación que permitirá comprobar fácilmente que su contenido está completo.

>> Los componentes y su dotación

Los DRP tienen tres componentes básicos: el *centro de coordinación* del dispositivo, el *puesto sanitario avanzado* y las *unidades asistenciales*.

> El centro de coordinación

El **centro de coordinación** es el lugar desde el cual se coordina todo el dispositivo. En él hay representación de los distintos cuerpos y organizaciones implicados.

En el centro de coordinación se toman todas las decisiones necesarias, se dirige y coordina a los equipos y se recibe toda la información necesaria para el control y seguimiento de los recursos y las dotaciones. Se puede instalar en salas que forman parte del recinto, como despachos, vestíbulos o salas de reuniones, o bien se puede habilitar en el exterior, en una infraestructura temporal. Otra posibilidad que se puede evaluar es el uso de un vehículo como centro de coordinación, especialmente si se trata de eventos dinámicos.

> El puesto sanitario avanzado

Un **puesto sanitario avanzado** (PSA) es un lugar de asistencia sanitaria ubicado dentro del recinto de celebración de un evento multitudinario.

Si el recinto es muy grande, se pueden organizar puestos de asistencia secundaria, para proporcionar atención más rápida y disminuir la presión sobre el puesto sanitario avanzado.

En el PSA se atienden las lesiones o patologías que no se han podido atender sobre el terreno, en los puestos secundarios o en las ambulancias, o las que requieren un diagnóstico médico. Si es necesario, se procede al traslado de la persona afectada hacia un hospital. El PSA se puede ubicar dentro de las instalaciones del recinto o en infraestructuras provisionales. También se puede usar como PSA una ambulancia de soporte vital avanzado (SVA), lo cual resulta útil en eventos dinámicos.

Su organización y dotación dependerá del lugar en que se realiza el evento y de la distancia hasta centros hospitalarios: si las opciones de evacuación son limitadas o los traslados van a ser muy largos, el PSA debe proporcionar más servicios que si hay un hospital a unas pocas calles.

> Las unidades asistenciales

Distribuidas en el recinto o siguiendo el recorrido de los eventos dinámicos se colocan distintas unidades destinadas a prestar atención sanitaria rápidamente.

Las unidades asistenciales que encontramos en estos dispositivos básicamente son:

- **Ambulancias**. Son las mismas que trabajan en las emergencias ordinarias. Pueden proporcionar soporte vital básico o avanzado y, en cada caso, llevan las dotaciones y equipos profesionales que hemos estudiado en el módulo de DOTACIÓN SANITARIA.

¡**Tenlo** *en cuenta!*

Además de las unidades terrestres descritas, pueden ser necesarias unidades aéreas, básicamente helicópteros, o marítimas: embarcaciones, motos acuáticas, kayaks, etc.

- **Unidades en moto, bicicleta o a pie**. Estas unidades permiten proporcionar una respuesta rápida ante situaciones de emergencia vital, ya que están en la zona y pueden moverse con mayor facilidad entre la multitud. Estas unidades llevan mochilas o maletines con material para soporte vital y se mueven dentro de una zona asignada.

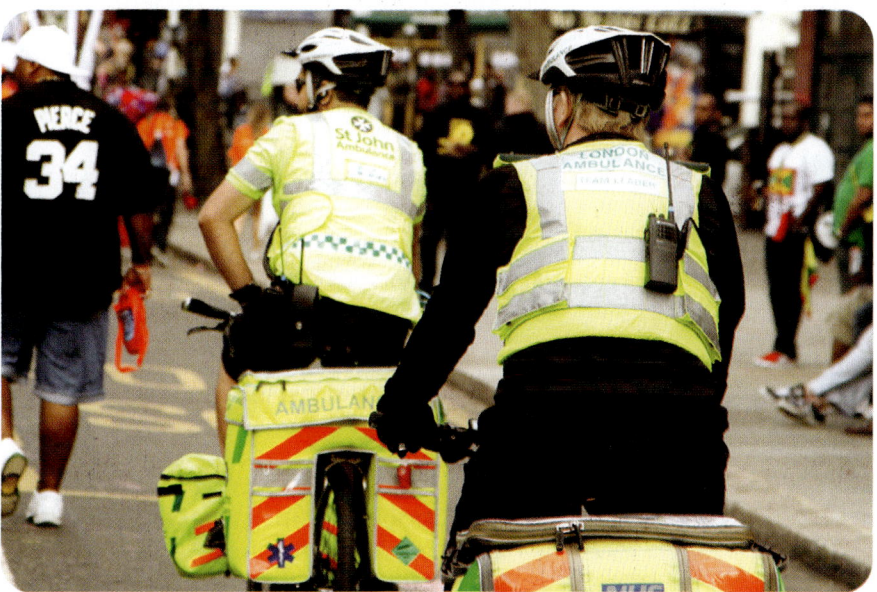

Fig. 6.5.
Las unidades en bicicleta pueden circular con más facilidad que las ambulancias cuando hay muchas personas en la calle.

Para cada tipo de unidad se define:

- El número de profesionales que la componen y el perfil profesional de cada uno de ellos.

- Los recursos materiales, tanto sanitarios como no sanitarios, que se le debe asignar atendiendo a las funciones que debe desempeñar.

De esta manera, la planificación de los recursos humanos y materiales necesarios para el dispositivo se simplifica, ya que a partir de las unidades previstas se puede saber qué será necesario.

>> Recursos humanos

Los recursos humanos incluyen: personal de dirección, médico, de enfermería, técnico, de coordinación y de logística, todos ellos altamente formados en urgencias y emergencias. Para cada puesto se debe fijar el plan de trabajo, concretando en él los objetivos y responsabilidades que le correspondan.

Dentro de los recursos humanos podemos distinguir entre el *equipo de dirección* y el *equipo asistencial*.

> El equipo de dirección

El equipo de dirección se compone de tres personas que tendrán funciones de *dirección*, *subdirección* y *coordinación*. Estas tres figuras directivas serán las responsables de la organización de todo el DRP.

¡**Tenlo** *en cuenta!*

En el caso de un dispositivo de larga duración, se debe planificar cuándo y cómo se harán los relevos de las dotaciones.

- **Dirección**. La persona que ocupa el puesto de dirección es la máxima responsable del dispositivo. Es quien recibe la petición de la organización del dispositivo y coordina todas sus fases, junto con su equipo de dirección.

Para cumplir adecuadamente con sus funciones, debe tener un perfil profesional que incluya conocimientos en:

- **Emergencias**, ya que es necesario que pueda valorar las necesidades y que conozca los procedimientos y materiales.

- **Gestión**, ya que debe presupuestar y calcular los costes reales del dispositivo que, en algunos casos, pueden ser muy elevados.

- **Comunicación**, ya que debe trabajar con diversos equipos humanos y ha de ser capaz de expresar de forma correcta y motivadora lo que espera de ellos.

- **Subdirección.** La persona que ocupa el puesto de subdirección actúa como delegada directa de dirección. Sus funciones van encaminadas al apoyo en la coordinación del DRP y a la supervisión de funciones, materiales y personal.

  El perfil es el de una persona que tiene conocimientos en la atención a emergencias, en la gestión y en la comunicación, tal como en el caso de la persona que opta al puesto de dirección. Debemos tener en cuenta que, en caso de ausencia, sustituirá a la persona que lleva la dirección.

- **Coordinación.** La persona que ocupa este puesto se encarga de la coordinación entre los distintos cuerpos que participarán en el dispositivo, y también de la relación con instituciones públicas que estén vinculadas al dispositivo. Durante el despliegue, coordinará las unidades y efectuará la transmisión de la información que se deba hacer llegar a todo el personal que participa en el DRP.

Para cumplir con estas funciones, esta persona debe tener el perfil de un profesional con conocimientos en la atención a emergencias y buenas dotes comunicativas.

> El equipo asistencial

El equipo asistencial está compuesto por tres perfiles profesionales: el personal médico, el personal de enfermería y el personal técnico en emergencias sanitarias.

Las funciones de cada perfil son las que corresponden a su titulación. Para los tres perfiles, el personal debe tener conocimientos, formación y experiencia en asistencia sanitaria en situaciones de emergencia, para garantizar la mejor atención sanitaria a las posibles víctimas que surjan en el desarrollo del dispositivo.

Así mismo, deben ser personas resolutivas y muy eficaces en su trabajo, para que sean capaces de afrontar con garantías potenciales situaciones con múltiples víctimas.

Es esencial que todos los equipos actúen en coordinación y absoluta complicidad, en constante comunicación, para facilitar la resolución de todas las asistencias que puedan surgir, probablemente con un volumen elevado y en un tiempo muy corto.

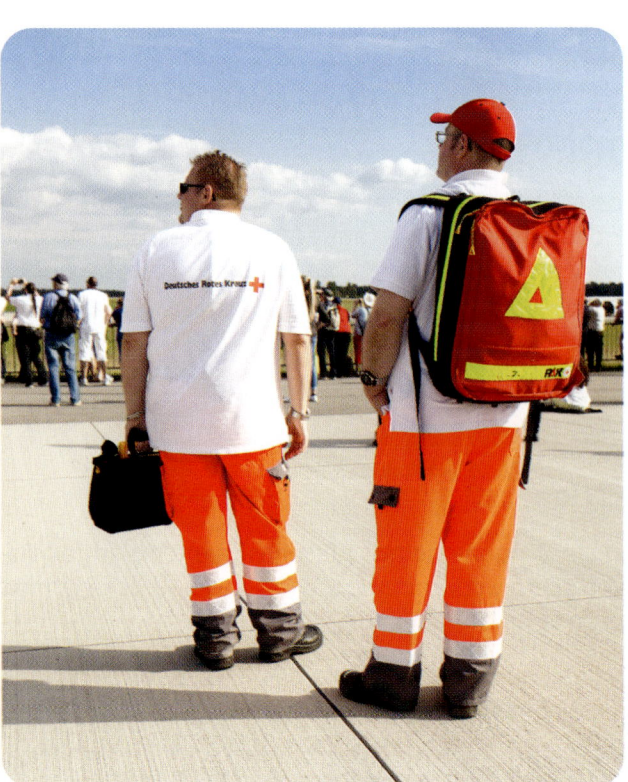

Fig. 6.6.
Cada profesional debe cumplir los requisitos de su puesto y conocer las funciones que tiene asignadas.

>> Recursos materiales

Se trata de todos los recursos materiales que serán necesarios para el dispositivo. En el caso concreto de la asistencia sanitaria serán necesarios: *recursos sanitarios*, *infraestructuras*, *vehículos* y *sistemas de comunicaciones*.

> Recursos sanitarios

Los distintos componentes y profesionales del dispositivo deben disponer de los recursos sanitarios necesarios para desempeñar adecuadamente sus funciones.

En general se hace una clasificación de los materiales sanitarios que se van a necesitar en los siguientes grupos:

- **Material de electromedicina**: desfibrilador, electrocardiógrafo, monitores, equipos de ventilación artificial y de oxigenoterapia, aspirador de secreciones y bomba de infusión continua.

- **Material fungible**: kit de venopunción, equipos de sueroterapia, mascarillas de oxígeno, sondas de aspiración, jeringas y agujas, set de curas, gasas, vendas, esparadrapo, material de intubación orotraqueal, kit de partos, etc.

- **Productos sanitarios**: pinzas, tijeras, férulas, collarines, tabla espinal, fonendoscopio, esfigmomanómetro, sábanas, etc.

- **Medicación**: fármacos necesarios para atender las emergencias que se puedan presentar.

También se incluye, en algunos eventos, un cierto *stock* alimentario para aquellas personas que requieran una mínima hidratación oral o un aporte dietético. Todo el material que se necesitará se solicita con tiempo suficiente y se almacena de forma provisional, debidamente inventariado, hasta el momento en que deba entregarse a las unidades correspondientes o ser trasladado a la zona del evento.

> Infraestructuras

En este apartado se incluyen tanto las estructuras *permanentes* como las *eventuales*:

- **Estructuras permanentes**. Se refiere a los espacios fijos, ya existentes, donde se ubicará alguna zona de asistencia. En este caso se ha de valorar si es necesario hacer alguna modificación: cubrir ventanas que no tienen persianas, hacer separaciones mediante biombos, añadir conectores eléctricos, hacer una instalación provisional para traer agua, etc.

  A partir de este estudio previo se estima el tiempo necesario para las modificaciones que se deban hacer, se calcula su coste y se decide quién se ocupará de hacerlas.

- **Estructuras eventuales**. Son las que se montan expresamente para el dispositivo, como tiendas o módulos prefabricados. Una vez concluida la tarea, se desmontan. En este caso se deben valorar y resolver las necesidades de electricidad, agua y desagües.

El diseño del dispositivo ha de prever cuándo y dónde deben estar estas estructuras y quién se ocupará de su traslado y montaje.

> Vehículos

Se determina el tipo y cantidad de vehículos que serán necesarios para desarrollar el dispositivo y la función que van a desempeñar.

- **Ambulancias**. Las ambulancias, además de para el traslado de pacientes, se usan en estos casos como puestos de asistencia sobre el terreno.

- **Vehículos de intervención rápida** (VIR) o **vehículos de apoyo médico** (VAM). Son vehículos rápidos y muy maniobrables que acuden en apoyo de las unidades. Su objetivo es llevar material o personal especializado al lugar del incidente.

- **Helicópteros**. Se usan para el traslado urgente. En este caso debe haber zonas de despegue y aterrizaje previstas.

- **Vehículos no sanitarios**. Pueden ser de diversos tipos, para atender funciones como acoger el centro de coordinación en eventos dinámicos, trasladar a los equipos que han de hacer los relevos o trasladar a las personas de la dirección del DRP.

- **Otros vehículos.** Cuando se usan determinadas unidades móviles pueden ser necesarios otros vehículos, como bicicletas, motos o lanchas.

> Sistemas de comunicaciones

La comunicación entre dotaciones con la dirección y con el centro de coordinación es esencial para el correcto desarrollo del dispositivo. Mediante los sistemas de comunicación se activa y desactiva el dispositivo, se advierte de incidentes, se solicita apoyo o un vehículo para un traslado urgente, etc.

Por tanto, todo DRP debe disponer de una red de transmisiones directa entre las dotaciones y el centro de mando, mediante un canal de trabajo por emisora exclusivo para el dispositivo y absolutamente diferenciado de los demás canales de la operatividad normal de emergencias, así como de otras emisiones que pueda haber en la zona. En esta fase se asigna y reserva ese canal exclusivo.

¡Tenlo en cuenta!

Un problema que impida que los equipos se comuniquen entre sí y con el centro de mando puede hacer fracasar totalmente un DRP.

Actividades

1. ¿Por qué es importante recoger toda la información posible sobre un evento multitudinario para diseñar el mejor dispositivo posible?

2. Explica qué datos son importantes en lo que concierne al recinto en que tendrá lugar un evento multitudinario y cómo influyen en la seguridad de ese evento.

3. Define *aforo total esperado* y explica por qué es un factor determinante en el diseño de un DRP.

4. Copia y completa la tabla siguiente:

Tipo de dispositivo	Afluencia esperada	Nivel de riesgo	Movilización de recursos necesaria
Macrodispositivo	----	----	----
Dispositivo intermedio	----	----	----
Dispositivo menor	----	----	----

5. Di qué tipos de cobertura se puede solicitar para cubrir un evento y pon tres ejemplos de cada uno de esos tipos.

Actividades (cont.)

6. Busca información sobre un evento multitudinario, elabora una tabla como la siguiente y complétala. Si lo prefieres, también puedes describir un evento inventado y completar luego la tabla.

Características del evento		Evento: --------------------------------
¿Dónde?	Lugar	--------------------------------
	Recinto	--------------------------------
	Accesos	--------------------------------
¿Cuándo?	Fecha	--------------------------------
	Duración	--------------------------------
	Cobertura	--------------------------------
¿Cuántas?		--------------------------------
¿Cómo?		--------------------------------
¿Por qué?		--------------------------------
¿A quién?	Tipo de evento	--------------------------------
	Perfil de asistentes	--------------------------------

7. Analiza el siguiente evento y responde a las preguntas: *¿dónde?, ¿cuándo?, ¿cuántas?, ¿cómo?, ¿por qué?* y *¿a quién?* (escoge una ubicación que conozcas para situar el evento):

> El ayuntamiento de una ciudad va a realizar por primera vez un festival de música tradicional durante un fin de semana y ha solicitado un DRP. Las actividades se iniciarán el sábado 21 de abril a las 11 de la mañana y la clausura está prevista para las 20 horas del domingo. Las entradas serán para el fin de semana completo y habrá una zona de acampada para la noche del sábado. La asistencia prevista es de 15.000 personas.

8. ¿Qué utilidad tiene plantear hipótesis sobre lo que puede suceder durante un evento?

9. Explica la utilidad de formular los objetivos de un DRP.

10. Explica qué son los planes de contingencia y por qué la planificación que recogen esos planes no se incorpora dentro del DRP.

11. Se va a celebrar un acto religioso multitudinario en la plaza de San Pedro del Vaticano que va a durar toda la mañana. Haz una lista señalando algunos riesgos previsibles de este evento. A continuación plantea la hipótesis más peligrosa y algunos planes de contingencia que consideres que sería necesario diseñar.

12. Explica qué es un puesto sanitario avanzado. ¿Cuáles son sus funciones? ¿Dónde se ubican estos puestos?

13. ¿Qué aportan las unidades a pie, en bicicleta o moto a los despliegues sanitarios en los eventos multitudinarios?

14. Pon cinco ejemplos de funciones que pueden tener los vehículos no asistenciales en un DRP.

15. Lee el artículo siguiente y haz una lista de los recursos que cita.

> [...] El dispositivo del Samur-Protección Civil ha estado formado por 300 efectivos, entre personal funcionario y voluntario, con el siguiente desglose: tres unidades de soporte vital avanzado, nueve unidades de soporte vital básico, dos vehículos medicalizados de intervención rápida y 62 equipos de seguimiento e intervención de protección civil.
>
> También ha habido 40 equipos a pie, 12 equipos en bicicleta y diez equipos en moto; dos vehículos de reacción con un Puesto Médico Avanzado disponible en caso necesario, dos vehículos de organización, dos equipos de apoyo logístico y un Cicoin (centro móvil integrado de coordinación e información), como centro de coordinación operativa de protección civil de todos los cuerpos y servicios participantes en el evento, según datos facilitados por el Ayuntamiento de Madrid.
>
> Fuente: La Vanguardia, 11/01/2012.

6.3. Fase de diseño: planificación operativa

Una vez completada la fase de previsión y recopilados todos los datos necesarios ya se puede proceder a efectuar la *planificación operativa* del dispositivo.

> La **planificación operativa** es la planificación detallada de los pasos que se darán al ejecutar el dispositivo.

En esta fase se detalla todo lo necesario para ejecutar el dispositivo. Si esta fase se hace correctamente la fase de ejecución resultará mucho más sencilla, ya que solo se tratará de poner en práctica la planificación. La planificación operativa incluye:

Organigrama funcional	Protocolo operativo	Cronograma	Normas internas	Protocolos

6.3.1. Organigrama funcional

> El **organigrama funcional** es la estructura organizativa del personal que participa en un DRP.

El organigrama funcional incluye la *estructura jerárquica*, y también detalla las *funciones* de todo el personal y la forma de *relación* que habrá entre los distintos equipos.

- **Estructura jerárquica**. Es la relación de los puestos o unidades que compondrán el dispositivo y de la relación jerárquica que existe entre todos ellos.

  La estructura jerárquica de un dispositivo debe estar perfectamente establecida y todo el personal que intervendrá en él debe conocerla. En una situación de emergencia es esencial que esté claro quién debe hacerse cargo de la situación y que cada persona sepa quién le debe dar las instrucciones o a quién debe comunicar posibles incidencias.

- **Funciones**. Las funciones están condicionadas por el diseño previsto y pueden variar respecto de las habituales. Por ejemplo, una ambulancia de SVA puede estar destinada a funcionar como puesto sanitario avanzado y, cumpliendo esta función, no deberá realizar traslados. Las funciones se definen de forma colectiva, normalmente según el tipo de unidad de que se trate: funciones de las unidades que van en bicicleta, de las ambulancias de SVB que están en el perímetro, etc.

- **Relaciones**. Se concreta cómo han de ser las relaciones entre el personal de distintos cuerpos u organizaciones. Por ejemplo, cómo debe proceder un equipo sanitario que necesita soporte policial o cómo debe solicitar ayuda sanitaria una unidad policial que se encuentra ante una emergencia médica. Es importante verificar bien las funciones y la relación, para que no haya duplicidades en las funciones previstas, y para que todas las funciones necesarias estén asignadas a alguien.

¡Tenlo *en cuenta!*

Cuando en el dispositivo participan personas voluntarias sin una organización jerárquica previa, es necesario valorar qué funciones pueden desempeñar y definir claramente cómo se integran en la estructura jerárquica del dispositivo.

6.3.2. Protocolo operativo

El **protocolo operativo** concreta todos los aspectos no sanitarios de la organización del dispositivo.

Debe especificar el funcionamiento previsto en cuanto a *documentación*, *distribución* de las unidades, *comunicaciones* y *coordinación* entre los cuerpos participantes.

≫ La documentación

Las distintas unidades usarán y generarán diversos documentos. Los modelos que se utilizarán, la información que deben recoger y la forma en que estos documentos se tienen que tramitar deben estar perfectamente previstas.

Respecto de ciertos datos, es particularmente importante prever:

- Qué **datos** se deben consignar en cada asistencia. Además de la información asistencial y administrativa, puede ser necesario añadir datos que luego se usen en la evaluación del dispositivo.

  Por ejemplo, si la persona es participante o espectadora, si lleva el equipamiento adecuado para participar en el evento o si ha participado antes en eventos similares.

- Cómo se debe reflejar la **causa de la solicitud** de atención. Generalmente se establecen unos grupos de causas y se debe decir a cuál de ellos pertenece la causa de cada intervención: traumatismos, lipotimias, etc. De esta forma, una vez finalizado el dispositivo se puede obtener rápidamente el resumen de las actuaciones.

- Cómo se debe reflejar la **actuación** efectuada. Por una parte, si se ha podido resolver *in situ* o ha sido necesario un traslado, y por otra, qué terapia o actuación se ha llevado a cabo. También en este caso es conveniente que el documento recoja las posibles opciones para que el personal solo deba marcar la que corresponda a cada caso.

  En el diseño se debe prever cómo se efectuará esta recogida de información y cómo se gestionará luego para incluirla en la memoria.

≫ La distribución de las unidades

En este momento ya se puede asignar un lugar concreto a cada unidad.

❭ Ubicación de cada unidad

Se debe ubicar sobre el mapa el punto exacto en que se deberá situar cada unidad en el momento en que se inicie el despliegue. Si las unidades deben cambiar de posición durante el evento, se concretará cada ubicación y el recorrido que deben hacer para llegar hasta ellas.

La distribución de las unidades en un evento dinámico resulta más compleja que en el caso de los eventos que tienen lugar en un recinto. El procedimiento más habitual es mantener las unidades fijas a lo largo del recorrido; si el recorrido es largo y el tiempo de desplazamiento lo permite, algunas de las unidades del inicio se pueden desplazar al final cuando la zona de inicio queda libre, y así se evita movilizar demasiadas unidades.

En otros casos, cuando la asistencia no es muy elevada y se espera que el grupo avance de forma más o menos compacta, se pueden asignar una o dos unidades para que avancen al mismo tiempo que el grupo. En cualquier caso, la información detallada sobre el evento será esencial para diseñar el mejor dispositivo posible.

Documento 6.1

Muestra de una distribución de las unidades en el dispositivo de unos sanfermines

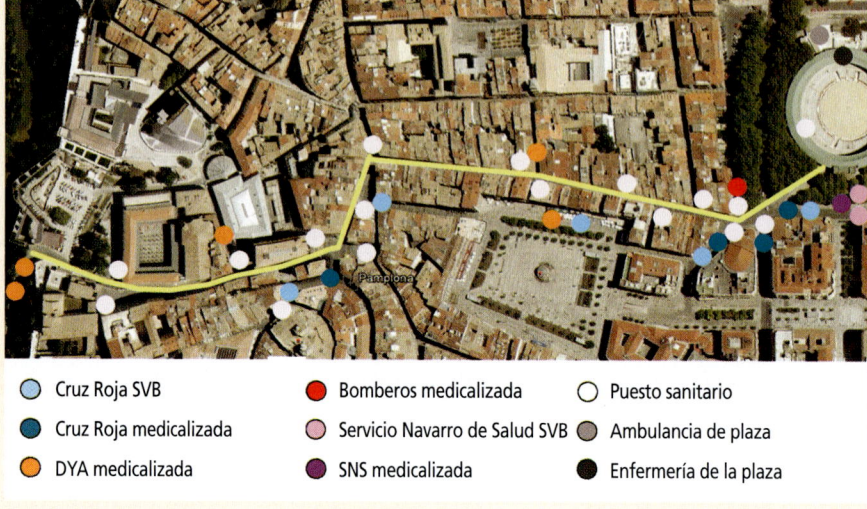

⬤ Cruz Roja SVB	⬤ Bomberos medicalizada	○ Puesto sanitario
⬤ Cruz Roja medicalizada	⬤ Servicio Navarro de Salud SVB	⬤ Ambulancia de plaza
⬤ DYA medicalizada	⬤ SNS medicalizada	⬤ Enfermería de la plaza

» Las rutas de evacuación

En el caso de las ambulancias, al estudiar las mejores ubicaciones es necesario considerar que han de poder salir rápidamente si deben realizar un traslado urgente, y que también han de poder acceder a las ubicaciones, cuando sea necesario reemplazar alguna unidad. Por eso, al mismo tiempo que se estudian las ubicaciones de las unidades se diseñan también las *rutas de evacuación*.

> Las **rutas de evacuación** son los recorridos que seguirán las ambulancias para efectuar los traslados desde el lugar del evento hacia el centro hospitalario asignado.

» Las comunicaciones

En esta fase se escoge el indicativo del dispositivo, a partir del cual se formarán los nombres de todos sus componentes. Por ejemplo, si a un DRP se le asigna el indicativo Orca, los indicativos de los distintos componentes serán: Orca 0 (director/a), Orca 1 (subdirector/a), Orca 2 (coordinador/a) y Orca 20, 21, 22, 23... (números de dos cifras), las distintas unidades sanitarias. Todas las unidades deberán conocer qué indicativo les corresponde y usarlo en todas las comunicaciones que deban realizar en el dispositivo. También se prevé cómo se van a coordinar las comunicaciones entre las unidades, que en algunos casos pertenecen a entidades o empresas distintas, de forma que todo el personal utilice los mismos códigos y no haya posibilidades de confusión.

¡Tenlo *en cuenta!*

Recuerda que las comunicaciones son esenciales en los DRP. Un fallo de comunicaciones puede provocar una descoordinación de los efectivos y la pérdida de operatividad del dispositivo.

» La coordinación

Es habitual que un dispositivo de seguridad para un evento multitudinario incluya personal de los cuerpos de seguridad, bomberos, Cruz Roja, Protección Civil, voluntarios de asociaciones locales o seguridad privada. Para que el dispositivo funcione adecuadamente, deberá existir una perfecta coordinación entre todos ellos.

En este punto del diseño del DRP se debe concretar la forma de colaboración en las funciones en que se requiere la intervención de más de un grupo y la forma de solicitar y prestar apoyo entre grupos.

6.3.3. Cronograma

El **cronograma** es una temporización de todas las actuaciones del dispositivo.

El cronograma temporiza todas las tareas que se deben efectuar antes del inicio del dispositivo, durante su desarrollo y al terminar. La tabla siguiente recoge algunas de estas tareas.

Antes del evento	Durante el evento	Después del evento
• Cuándo se debe poner en funcionamiento el equipo directivo. • Cuándo se debe tener todo el material preparado en el almacén. • Cuándo se deben solicitar permisos o efectuar comunicaciones. • Cuándo se debe proceder al montaje de infraestructuras provisionales y qué duración se estima para el proceso.	• El momento en que cada unidad debe presentarse en el lugar establecido, que suele ser aproximadamente una hora antes de la hora de inicio prevista para el evento. • El tiempo en que las unidades que están en movimiento deben situarse en cada una de las zonas asignadas, de forma que todas las unidades queden perfectamente repartidas y todas las zonas del recinto tengan en todo momento una cobertura adecuada. • Si es necesario, el momento en que las unidades fijas deben cambiar de ubicación durante un evento dinámico. • Si es necesario, el momento en que se deben realizar los relevos.	• Cuándo se pueden retirar las unidades. • Cuándo se deben presentar los documentos o informes de actividad generados durante el evento. • Cuándo se iniciará el desmontaje de estructuras provisionales y qué duración se estima para el proceso. • Cuándo se realizará la memoria del dispositivo.

Mediante el cronograma se establece la táctica que se seguirá durante todo el DRP, para engranar la sincronía del evento con la localización de las dotaciones y con los accesos de asistencia y evacuación.

Es importante tener en cuenta que en este tipo de eventos a menudo no se cumplen los horarios previstos. Para ajustar el dispositivo al desarrollo real del evento se puede recurrir a puntos de inflexión del evento y tomarlos como referencia. Por ejemplo: para un concierto, en lugar de temporizar diciendo que los equipos móviles iniciarán sus recorridos a las 11:15 se puede hacer diciendo que lo iniciarán en el momento en que comience la actuación musical. Conociendo las ubicaciones y la cronología ya se puede fijar el *tiempo de respuesta* que requiere el DRP.

El **tiempo de respuesta** es el tiempo que se prevé que será necesario para que una persona que necesita asistencia sanitaria durante el evento pueda recibirla.

6.3.4. Normas internas

> Las **normas internas** de un DRP son aquellas que se incluyen en el diseño para fijar las pautas de comportamiento e imagen del personal.

De las particularidades de cada dispositivo dependerá qué normas se establecen o qué detalladas serán. Cuanto mayor sea y cuantas más personas participen en él, más necesario será establecer unas normas internas. Hay dos ámbitos principales que se regulan mediante normas internas: la *imagen* y la *comunicación*.

» La imagen

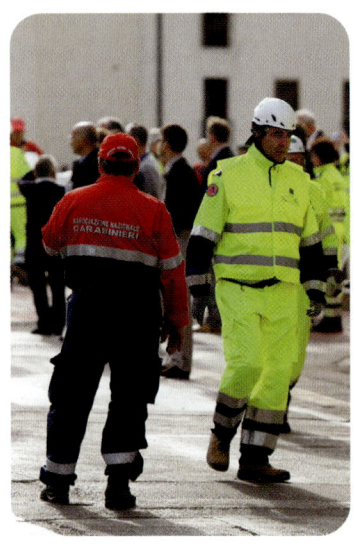

Fig. 6.7.
Todo el personal que participe en el dispositivo debe saber con antelación qué uniforme o identificación deberá llevar.

Es interesante establecer alguna forma de identificación para las personas no uniformadas que participarán en el dispositivo, como el voluntariado o el personal de la organización. En el caso de personal uniformado, la identificación en principio no es problema. Pero sí se deben concretar algunos aspectos:

- Si es necesario el uso de material de autoprotección, como cascos y chalecos anticorte, por ejemplo, en caso de aglomeraciones en que se prevé que puedan producirse actos violentos.

- Si se debe hacer alguna modificación sobre el uniforme ordinario, como usar una camiseta especial para el evento en lugar de la habitual, o ponerse un chaleco que no forma parte del uniforme.

» La comunicación

En relación con las normas internas, debemos fijarnos en dos tipos de comunicación:

- **Comunicación con las personas usuarias**. El personal de emergencias está habituado a esta comunicación, pero es posible que el equipo de dirección o la organización establezcan algunas guías o recordatorios sobre la forma en que debe darse esta comunicación durante el evento o incidan en aspectos concretos a los que se deba prestar atención.

- **Comunicación mediante la emisora**. La comunicación se realiza mediante los procedimientos habituales, pero se pueden establecer normas o recordatorios específicos para el dispositivo: no usar las emisoras para comunicarse entre unidades por temas que no tengan que ver con el dispositivo, dirigirse a todo el personal hablándoles de usted, no incluir saludos o despedidas informales, etc.

6.3.5. Protocolos

Los protocolos son una herramienta de trabajo que permite que los profesionales intervengan de un modo más efectivo. En los DRP los profesionales sanitarios contarán con protocolos específicos.

> Los **protocolos** son el conjunto de normas que marcan de forma explícita y específica los procedimientos y actuaciones que se van a seguir.

Estos documentos detallan la forma en que el profesional debe actuar en las distintas situaciones que puede encontrar.

» Utilidad de los protocolos

Su utilidad se puede entender desde dos puntos de vista:

- Todo el personal del dispositivo aplicará los mismos procedimientos y técnicas. Esto agiliza el trabajo y facilita la previsión de los recursos materiales necesarios.

- El personal queda protegido legalmente, mientras siga adecuadamente el protocolo de actuación que se ha establecido.

Los protocolos de actuación se deben revisar periódicamente, ya que la ciencia y la tecnología avanzan rápidamente y las recomendaciones, novedades o innovaciones que sean útiles se deben incorporar a los protocolos. Evidentemente, esto supone que el personal debe recibir una formación continuada para conocer en profundidad los protocolos que deberá aplicar en su trabajo y saber aplicarlos correctamente.

» Los protocolos en los DRP

En el caso de los DRP existe un grave inconveniente a la hora de diseñar protocolos de actuación: la diversidad y complejidad de los riesgos.

Si ocurre algún incidente no previsto que plantee actuaciones que no hayan quedado recogidas en el protocolo, el personal quedaría desamparado y la buena dinámica sanitaria del dispositivo y su organización se desestabilizaría.

Por ello es básico un buen trabajo de diseño y el estudio de todos los riesgos y posibles situaciones, para que el protocolo sea completo y válido en cualquier caso. Si es necesario, puede incluir alternativas operativas por si surgen complicaciones o incluso diseñar planes de contingencia para activar ante situaciones concretas.

Los DRP incluyen dos tipos de protocolos para el personal sanitario: los *asistenciales* y los de *evacuación*.

› Los protocolos asistenciales

> Los **protocolos asistenciales** son guías clínicas que detallan cómo actuar frente a determinadas lesiones o patologías.

En estas guías se concreta la forma de diagnosticar y de valorar la gravedad, las terapias o técnicas que se deben aplicar, los controles que se deben llevar a cabo, etc. Hay protocolos de reanimación cardiopulmonar, de politraumatismos, de quemados, de intoxicaciones, etc.

El DRP debe incorporar todos los protocolos asistenciales que correspondan a las patologías o lesiones que se hayan establecido como previsibles durante el evento. Puesto que hay muchos procedimientos y técnicas que se repiten en distintos protocolos, para evitar repetirlos en cada uno de ellos se elabora también un *manual de procedimientos*.

> El **manual de procedimientos** detalla cómo efectuar los procedimientos y técnicas más habituales en la atención a emergencias.

Así, cuando un procedimiento o técnica esté explicado en el manual, en los protocolos en que deba aplicarse simplemente se remitirá a él.

¡*Tenlo* en cuenta!

La dotación de cada equipo incluye todo el material necesario para poner en práctica los protocolos asistenciales establecidos para el DRP que, según sus funciones, puedan aplicar.

> **Los protocolos de evacuación**

Los **protocolos de evacuación** son guías que detallan todo lo referente al traslado de personas enfermas o heridas durante el evento.

Destacan en estas guías:

- Los requisitos que se deben cumplir para solicitar un traslado y la forma de hacer esa solicitud.

- El detalle de las técnicas de movilización e inmovilización que se van a usar en los distintos casos. La dotación material incluirá los recursos necesarios para aplicar las técnicas incluidas.

- El detalle de las posiciones en que se harán los traslados, en función de la patología o de las lesiones y de la técnica de inmovilización que se aplique.

- Los tipos de vehículos de transporte sanitario disponibles y los casos a que están destinados todos ellos.

- Los centros que van a acoger a las personas evacuadas y la forma de alertarlos de un traslado en curso. Si es el caso, a qué centro deben ir las víctimas en función de su patología; por ejemplo, si hay quemaduras graves se deberán trasladar a un hospital que tenga unidad de grandes quemados y no al más cercano.

- Las rutas establecidas para el tráfico de las ambulancias.

- El tiempo de respuesta: tiempo que tardará la ambulancia en llegar al lugar en que haya una víctima desde el momento en que reciba el aviso, y tiempo que tardará en llegar al hospital.

Actividades

16. Explica qué composición tiene el equipo de dirección de un DRP y qué funciones tiene cada persona.

17. Un dispositivo se ha desplegado sin haber realizado un buen diseño y su estructura jerárquica no está bien definida. Describe cinco problemas que podrían surgir de esta situación.

18. El personal de una ambulancia de SVA conoce perfectamente su trabajo, ¿se les puede enviar, por tanto, a un dispositivo de riesgos previsibles sin necesidad de explicarles sus funciones en él?

19. ¿Qué es el protocolo operativo y qué debe incluir? ¿Y la planificación operativa?

20. Explica qué es el tiempo de respuesta de un dispositivo.

21. Describe cinco problemas que podrían surgir si en un DRP no se han establecido y explicado las normas internas establecidas.

22. Explica qué importancia tiene la imagen del personal sanitario que participa en un DRP.

23. Explica la importancia de establecer unos protocolos de actuación desde los siguientes puntos de vista:

   a) La gestión de los recursos materiales.

   b) La posibilidad de colaboración entre equipos distintos.

   c) La protección legal del personal.

24. Explica en qué consisten los protocolos asistenciales. ¿Crees que la obligación de seguir esos protocolos limita la capacidad de actuación del personal sanitario? Argumenta tu respuesta.

*Ahora **practica***

Actividad 6.1. **Desfile infantil de carnaval**

En grupos de tres o cuatro, imprimid un plano del centro de vuestra población y dibujad un posible recorrido para un desfile infantil de carnaval.

El dispositivo para el evento contará con una dotación de dos ambulancias de SVB y una de SVA, más dos parejas de TES con material de curas y soporte básico.

    a) Resolved dónde sería más adecuado situar cada una de las ambulancias.

    b) Discutid acerca de las zonas en que se deberían situar las parejas a pie.

    c) Marcad sobre el mapa las localizaciones de todas las unidades al inicio del evento.

    d) Pensad en cuáles deberían ser las rutas de evacuación hacia el hospital más próximo.

    e) Marcad un lugar del recorrido y pensad que en él hay una persona que debe ser evacuada en una ambulancia de SVB. ¿Cómo se acercaría lo suficiente una ambulancia? ¿Cuál sería luego su ruta de evacuación? Repetid el ejercicio con varios lugares distintos y en distintos momentos del desfile.

7
Unidad didáctica

Las fases de ejecución y desactivación de un DRP

Antes de empezar...

- ¿De qué etapas consta la fase de ejecución de un DRP?
- ¿En qué consiste la desactivación de un DRP?

7.1. La fase de ejecución

La **fase de ejecución** es aquella en la que se lleva a la práctica el dispositivo establecido en la fase de diseño. Tiene lugar durante el evento.

El dispositivo se debe poner en práctica siguiendo rigurosamente el diseño que se ha elaborado en la fase anterior.

Si el diseño se ha realizado correctamente, cada profesional que participe en el dispositivo tendrá todos los recursos materiales que necesite y sabrá en cada momento dónde debe estar y qué debe hacer.

Podemos distinguir etapas en esta fase: la *preparación*, la *activación* y la *operatividad*.

7.1.1. La preparación

La **preparación** de un dispositivo de riesgos previsibles (DRP) incluye todo lo necesario para que todas las unidades y materiales estén operativos y en el lugar previsto en el momento en que se active el dispositivo.

Las tareas de preparación se hacen antes de que comience el evento; el tiempo de antelación estará establecido en el cronograma. La preparación debe servir para asegurar que en el momento de iniciarse el evento:

- Todo el personal está debidamente formado y conoce sus funciones dentro del dispositivo.
- Todos los recursos materiales están en el lugar que corresponde.

Durante la preparación se sigue la planificación establecida. Cuanto mejor elaborada esté la planificación, más sencilla resultará esta fase.

» La puesta en marcha del equipo directivo

El primer equipo que se pone en funcionamiento para llevar a cabo la preparación es el de dirección que, recordemos, se compone de director/a, subdirector/a y coordinador/a.

Estas tres figuras directivas serán las responsables de la organización de todo el DRP y su momento de incorporación estará previsto en la planificación efectuada en la fase de diseño. Durante esta fase, el equipo de dirección se encarga de:

- Solicitar los presupuestos y cursar los pedidos necesarios para que todos los recursos materiales planificados estén disponibles en el momento y lugar previstos.
- Convocar las reuniones previas al evento, con base en lo previsto en la fase de diseño. Estas reuniones pueden ser de presentación de normas o protocolos, de coordinación sobre temas de comunicación, de explicación del cronograma, etc.

En el ámbito sanitario, quedan bajo su supervisión todos los detalles de diseño, materiales y dotación sanitaria.

¡*Tenlo* en cuenta!

La antelación con que se deben iniciar las tareas de preparación del dispositivo depende de diversos factores, entre los cuales destacan el lugar (será necesario más tiempo si no es un espacio habilitado y se deben montar infraestructuras temporales) y el aforo esperado (cuantas más personas asistan, más cuerpos, unidades, personal y material habrá que movilizar).

¡*Tenlo* en cuenta!

En este libro no profundizamos en los aspectos de gestión económica de estos dispositivos, puesto que esta no va a ser una función específica del personal técnico que participe en ellos. En cualquier caso, todas las personas que participen en el despliegue deben tener en cuenta que tras el dispositivo se llevará a cabo un estudio económico y, por tanto, que todo el material gastado durante el dispositivo debe quedar claramente establecido.

» La organización y gestión de los recursos materiales

Los recursos materiales necesarios para un DRP son muchos y muy variados. Por tanto, las labores de adquisición, almacenamiento y distribución serán complejas, especialmente si el dispositivo es grande.

Si el DRP está bien diseñado, la fase de preparación se simplifica sensiblemente, ya que el diseño detalla qué se debe hacer y cómo hacerlo.

› Los materiales

El primer paso es preparar la infraestructura en que se almacenará todo el material necesario para el dispositivo. Puede ser un almacén o espacio habilitado para ese fin, remolques adaptados para almacenamiento y transporte de material sanitario, o una infraestructura temporal.

Una vez esta zona de almacén está habilitada se procede a:

- Recibir, inventariar y clasificar todo el material sanitario previsto. El material ha de quedar empaquetado y listo para trasportarlo al lugar del evento.

- Recibir, inventariar y clasificar todo el material no sanitario previsto, como pueden ser emisoras de radio, chalecos, documentación o material de señalización.

› Los vehículos

Se deben seleccionar todos los vehículos, tanto sanitarios como no sanitarios, que se usarán en el despliegue, asegurándose de que cumplen los requisitos establecidos y que estarán disponibles, equipados y plenamente operativos en el momento en que se deban incorporar al dispositivo.

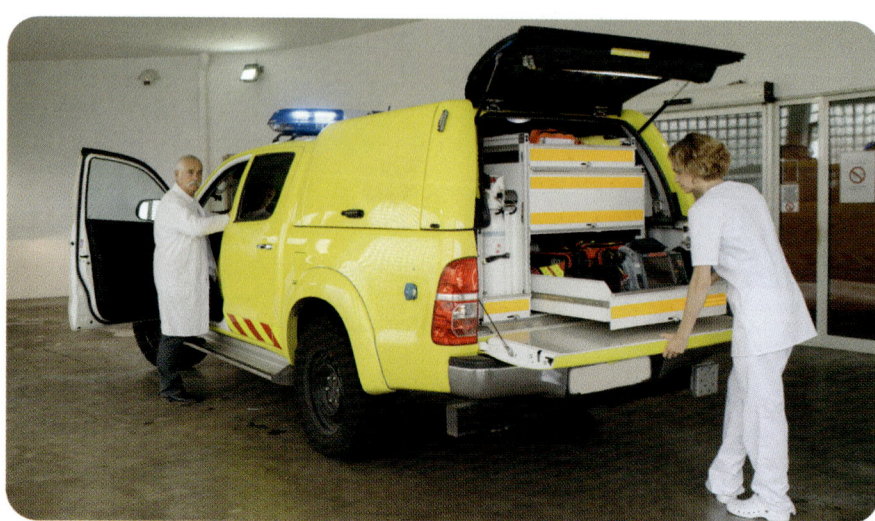

Fig. 7.1.
Los vehículos seleccionados se deben preparar para que estén listos en el momento de la activación.

> Las comunicaciones

Otro aspecto previsto que se prepara en esta fase es el de las comunicaciones. En esta fase ya debe quedar asignado el canal de radiofrecuencia que se utilizará y se debe verificar que todas las unidades dispondrán de equipos de radio.

>> La organización y gestión de los recursos humanos

El diseño prevé un número determinado de unidades, y los perfiles profesionales del personal que integrará cada una de ellas.

En este momento es necesario:

- Poner nombre a todos esos puestos, seleccionando a las personas que trabajarán en el dispositivo.
- Asignar a cada persona a una de las unidades.
- Establecer los turnos y, si es necesario, los relevos.
- Informar al personal sobre el dispositivo.

. . . .
¡Tenlo en cuenta!

En la cobertura de un evento sabemos la hora a la que empezamos pero no a la que acabaremos.

> Los turnos

Los turnos se establecen en función de la duración del DRP. Para cada equipo se establece la hora de entrada y se estima la hora de salida.

La hora de salida es solamente orientativa, en función del horario previsto para el evento, porque la practica nos enseña que en numerosas ocasiones los dispositivos se alargan debido a diversas circunstancias: retrasos en el desarrollo del evento, disturbios inesperados, asistencias de última hora que requieren un cierto tiempo, dificultades en el desalojo del aforo por la gran concentración de gente, etc.

En el caso de macrodispositivos de más de 12 horas de duración, se suelen establecer turnos de 12 horas, tras los cuales los equipos son relevados. Esto implica que es necesario contar con dotaciones de relevo para que el personal asistencial pueda tomar los descansos correspondientes durante su turno, sin que se vea interrumpida la continuidad del DRP.

Generalmente, los descansos de las distintas dotaciones se suceden en el tiempo, de forma que una dotación de relevo puede cubrir las necesidades de descanso de varias dotaciones del dispositivo.

Al establecer los turnos se deben tener en cuenta las normas sobre regulación de horarios y descansos previstos que correspondan por legislación, convenio colectivo o normas internas de la empresa.

> La información

El personal sanitario debe tener información detallada del dispositivo, para poder participar en él de forma adecuada. Esta información se les facilita durante la fase de preparación.

La información más personalizada para cada equipo la suele proporcionar el responsable del servicio, pero posteriormente la persona que ejerce la dirección del dispositivo efectúa un *briefing* con todas las dotaciones que intervendrán.

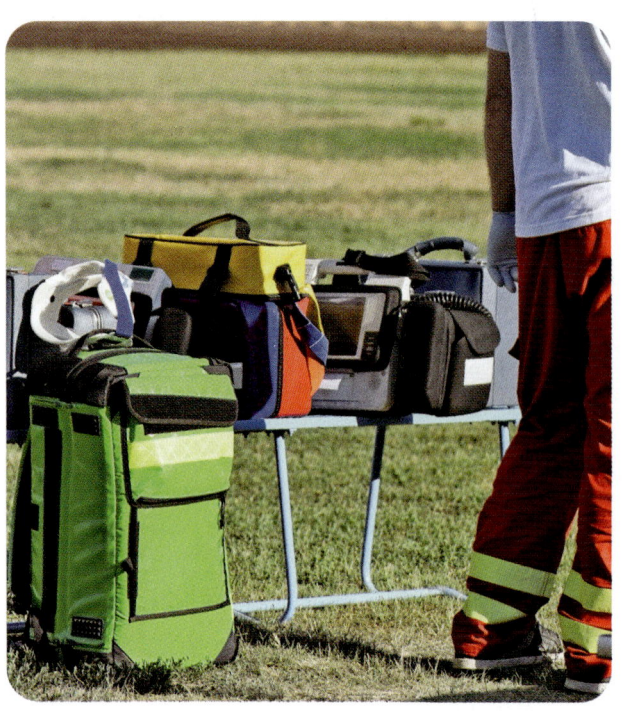

Fig. 7.2.
El personal debe saber
qué dotación sanitaria
tendrá a su disposición.

En este *briefing* presenta el dispositivo y explica todos los protocolos operativos que los equipos deberán seguir, además de cualquier otra información que considere relevante para ese dispositivo en concreto. El personal del equipo sanitario debe conocer los aspectos generales como el tipo de evento, asistencia esperada o riesgos previsibles, pero es especialmente importante que conozca con detalle los *recursos disponibles*, la *planificación operativa* y los *protocolos de asistencia y evacuación*.

- **Recursos disponibles**. En cuanto a los recursos el personal debe conocer:

  - Los **componentes y vehículos** del DRP. Localización del puesto sanitario avanzado (PSA) y del centro de coordinación, si habrá puestos de asistencia secundaria o unidades móviles, qué tipos de ambulancias habrá, etc.

  - La **dotación sanitaria** que tendrá a su disposición.

- **Planificación operativa**. La planificación operativa concreta todos los aspectos prácticos del dispositivo y, por tanto, es una información esencial que todos los equipos deben conocer para que el dispositivo se pueda ejecutar según las previsiones.

  Entre los datos más interesantes podemos destacar:

  - **Aspectos operativos**: son los aspectos prácticos del dispositivo, entre los cuales destacamos como información básica para cada equipo:

    — Cuál es la función de la unidad y de cada una de las personas que están asignadas a ella.

    — Cómo está estructurada la cadena de mando.

    — En qué momento se deben incorporar al dispositivo.

    — Dónde debe estar ubicada su unidad en cada momento.

    — Qué documentación deben cumplimentar y cómo deben hacerlo.

    — Qué frecuencia de radio se ha asignado al dispositivo.

    — Qué distintivo corresponde a su unidad.

    — Si es el caso, qué modificaciones se han previsto sobre el uniforme habitual.

  - **Normas internas**: deben conocer también todas las normas del dispositivo que deban aplicar en el ejercicio de su trabajo.

- **Protocolos asistenciales y de evacuación**. El personal sanitario deberá aplicar los protocolos asistenciales y de evacuación; por tanto, debe conocerlos bien y estar familiarizado con la dotación con que cuenta para ejecutarlos.

  Todo el personal deberá tener la formación y la experiencia necesarias para ejecutar las terapias y maniobras previstas en los protocolos.

>> El estudio del terreno

El diseño del dispositivo prevé la ubicación de los distintos componentes que se van a desplegar. Pero llegado a este punto es necesario verificar sobre el terreno que no hay problemas para utilizar esas ubicaciones. Esta labor es especialmente importante si está previsto montar infraestructuras provisionales.

En esta inspección los encargados del montaje del dispositivo se desplazarán al lugar en que tendrá lugar el evento y realizarán un estudio sobre el terreno.

Los aspectos del dispositivo que se valoran especialmente en estas inspecciones son los *accesos y rutas de evacuación*, y la zona en que se montará el *PSA*.

> Los accesos y las rutas de evacuación

Los accesos al PSA y a los puestos secundarios si los hay, así como las rutas de evacuación se deben inspeccionar antes de que se comience el montaje del dispositivo.

En esta inspección se observa básicamente:

- Que todos los recorridos estén libres, es decir, que no haya cortes totales o parciales por obras o por cualquier otra causa.

- Que el estado del terreno permita la circulación sin problemas de los vehículos sanitarios: si está asfaltado o es de tierra, si está en buen estado o es irregular, etc.

A partir de esta información puede ser necesario cambiar la ubicación de algún componente del dispositivo o hacer una previsión de cambio según la situación el día del evento.

Por ejemplo, si se ha previsto una ruta de evacuación de pacientes por una calle y se observa que está llena de socavones, se intentará buscar una ruta alternativa. O si la calle no está asfaltada y puede haber riesgo de que se forme mucho barro en caso de lluvia, se puede prever usarla o no según las condiciones meteorológicas previstas para ese día.

> La zona de montaje del PSA

El PSA puede montarse en el interior de edificaciones ya construidas. En este caso la inspección se basará en:

- Confirmar que hay suministro de agua y electricidad.

- Verificar la idoneidad del espacio y ver si hay objetos o muebles que se deben retirar.

- Valorar el estado higiénico y ver si es necesario realizar tareas adicionales de limpieza.

- Planificar dónde se depositará el material que vaya llegando y cómo se hará el montaje del puesto.

Cuando el PSA es una estructura provisional que se montará en el exterior, se deben tener en cuenta otros factores:

- El **terreno** sobre el que se va a montar: si es de tierra o asfaltado, liso o irregular, plano o en pendiente, etc. A partir de esta información se

¡Tenlo *en cuenta!*

Es necesario seguir la planificación establecida en la fase de diseño, pero se debe mantener una actitud crítica y observar y valorar el desarrollo de esa ejecución.

El propio diseño del dispositivo debe prever cómo actuar si se detectan incidencias o factores imprevistos que hagan recomendable introducir cambios en la planificación.

podrán establecer las necesidades concretas para el montaje: la zona exacta, el tipo de fijaciones que resultarán más efectivas sobre esa base, la necesidad de incorporar algún tipo de pasarela o rampa, etc.

- Los **suministros** de agua y electricidad. A partir de la ubicación prevista, valorando por dónde deben llegar las conducciones y qué características deben reunir. Conviene que en esta inspección participen personas responsables de las compañías suministradoras para que aporten la información técnica necesaria y opinen sobre las necesidades y opciones que se les planteen.

- La **cobertura**. Se debe confirmar sobre el terreno que no hay problemas de cobertura con la frecuencia seleccionada en el recinto o en el recorrido del evento.

- Los **riesgos añadidos**. Ya sobre el terreno se debe observar cuidadosamente la zona por si presenta riesgos que no se hubieran previsto: un descampado cercano lleno de maleza que podría incendiarse, un edificio con la fachada en obras que no está suficientemente protegido para contener posibles desprendimientos, etc.

A partir de esta información más la previsión existente se concretan los detalles prácticos del montaje del PSA: lugar exacto, orientación, necesidades concretas para adecuarlo al terreno, zona de descarga del material, etc.

Si durante esta inspección se observa cualquier factor que pueda entorpecer el montaje o el funcionamiento del puesto, se deben buscar soluciones o incluso una ubicación alternativa, ya que no se puede asumir nada que ponga en peligro al personal ni a las personas que serán atendidas.

≫ El montaje del dispositivo

El **montaje del dispositivo** incluye el transporte hasta el lugar del evento de todo el material y los recursos humanos, y la organización de todo ello para dejar el dispositivo listo para su activación.

La dirección del DRP es la encargada de dirigir y supervisar la llegada de los materiales y su ubicación. Esta fase se debe hacer con margen de tiempo suficiente, de forma que si surgen contratiempos inesperados haya tiempo de resolverlos.

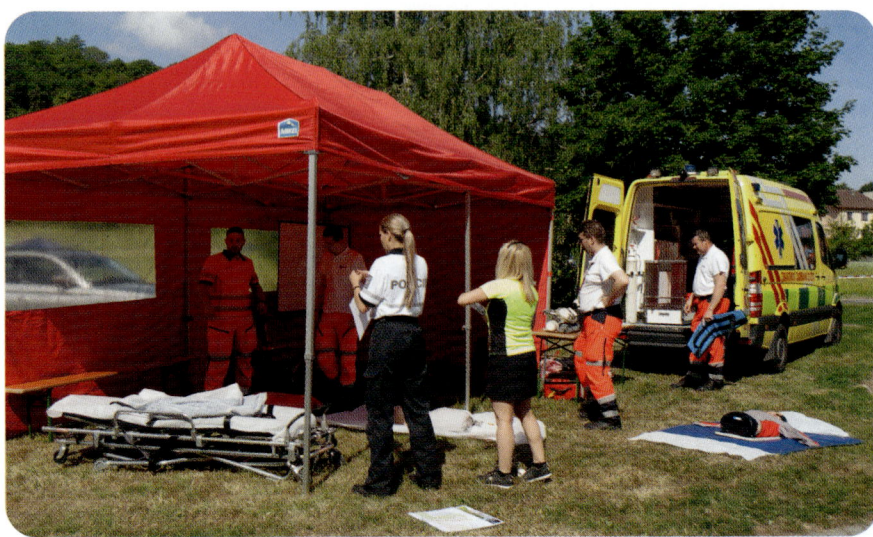

Fig. 7.3.
El montaje debe hacerse con tiempo suficiente para garantizar que en el momento del inicio del evento estará preparado.

> El centro de mando, el PSA y los puestos de asistencia secundarios

Para estos componentes del dispositivo se debe:

1. Organizar el centro de mando, el PSA y los puestos de asistencia secundarios en las ubicaciones seleccionadas. Si es necesario, montar las infraestructuras provisionales previstas.

2. Trasladar los materiales desde el almacén hasta los distintos puntos, en el lugar del evento.

3. En cada punto, descargar el material, chequear que ha llegado todo y que todo está en buen estado, y colocarlo en su sitio.

4. Señalizar adecuadamente los puestos de asistencia para que todas las personas que acudan al evento puedan identificar fácilmente el lugar al que deben dirigirse en caso de que requieran asistencia.

¡Tenlo en cuenta!

Los espacios en los que se van a instalar estructuras provisionales o en los que se van a ubicar las distintas unidades deben estar reservados con suficiente antelación. Si es necesario, la policía señaliza previamente la zona para evitar que aparquen vehículos, se instalen puestos o se acumule gente en ella.

> Las unidades

Los equipos que irán en las ambulancias deberán:

1. Dirigirse a su central, ponerse el uniforme y preparar los elementos de protección o de identificación que se haya acordado, por ejemplo, chalecos identificativos o brazaletes.

2. Recoger los equipos de comunicación personales (radio y móvil o *tablet*) y verificar que están cargados y funcionan correctamente. Confirmar los indicativos.

3. Hacer la inspección de inicio de turno al vehículo, según los protocolos que tengan establecidos.

4. Revisar la dotación de la ambulancia y, si es necesario, reponer materiales. Verificar el correcto funcionamiento de los equipos electromédicos; para los que corresponda, efectuar el test de funcionamiento.

5. Si corresponde, recoger y comprobar materiales específicos para el dispositivo. Por ejemplo, mochilas especialmente preparadas o materiales adicionales que se deben añadir a la dotación teniendo en cuenta los riesgos personales identificados.

6. Presentarse en el lugar y hora establecidos. Los accesos estarán cortados al tráfico y, por tanto, deben saber por dónde se ha habilitado la entrada de vehículos de la organización.

Los miembros del personal que no dispongan de transporte propio para desplazarse hasta el lugar del evento (unidades a pie, personal que se ha de incorporar a los puestos de asistencia ya montados, etc.) deberán presentarse en el lugar y hora que se les comunique para cambiarse y recoger su material, y se los llevará hasta el lugar que corresponda en los vehículos dispuestos para este fin.

7.1.2. La activación

La **activación del dispositivo** es la orden de dirección que da por iniciado el dispositivo. Tras la activación, el dispositivo estará oficialmente activo.

La hora de activación está prevista en el diseño, pero finalmente es el director o la directora del dispositivo quien decide en qué momento lo hace, según sea la situación. La orden de inicio se da al centro coordinador pero por emisora abierta, de forma que todas las dotaciones participantes reciben la información al mismo tiempo. En esta orden se comunica:

- La activación del dispositivo.

- El canal que utilizará el dispositivo.

También por la emisora abierta, el centro de coordinación responderá al comunicado y, seguidamente, todas las unidades confirmarán su operatividad, identificándose con el indicativo que les corresponda y siguiendo el orden numérico de los indicativos.

7.1.3. La operatividad

La fase de **operatividad** comienza tras la activación del dispositivo, momento en el cual este asume la responsabilidad de la cobertura sanitaria del evento en particular.

Finalmente, tras todas las tareas de planificación y preparación que hemos estudiado, llega el momento de prestar la asistencia sanitaria a las personas participantes en el evento que lo necesiten.

En este momento los equipos saben cuál es su función y cómo deben desempeñarla. Es esencial que todos ellos sigan las instrucciones y apliquen los protocolos en todas las situaciones, ya que de ello depende el correcto funcionamiento del dispositivo.

Actividades

1. Explica cómo se suelen establecer los turnos y los horarios de entrada y salida de cada equipo para un DRP.

2. Te comunican que dentro de dos semanas participarás en un DRP que durará toda la mañana del domingo. Haz una lista con la información que necesitarás conocer para poder cumplir adecuadamente con tu trabajo.

3. ¿Por qué es necesario hacer una inspección sobre el terreno cuando se debe montar un PSA con una estructura portátil? Pon cinco ejemplos de problemas que se pueden detectar durante esa inspección.

4. Tienes que participar en un DRP y te han asignado a una ambulancia de SVB. Explica qué deberás hacer o comprobar desde el momento en que llegues a la base para incorporarte al trabajo hasta que estés en tu posición del dispositivo.

5. Describe cómo se hace la activación de un DRP.

6. Explica por qué es necesario que mientras el dispositivo esté operativo todo el personal siga las normas y protocolos establecidos.

7. A una unidad se le asigna el nombre Trueno 18. ¿Qué significa? ¿Quién sería Trueno 3?

7.2. La fase de desactivación

> La **fase de desactivación** es aquella en la que se da por finalizado el dispositivo y se recoge y se evalúa toda la información referente a su desarrollo.

Podemos distinguir tres etapas en esta fase: *desactivación*, *desmontaje* y *análisis*.

Fig. 7.4.
La desactivación se produce cuando el evento ha concluido y la dirección del dispositivo lo comunica.

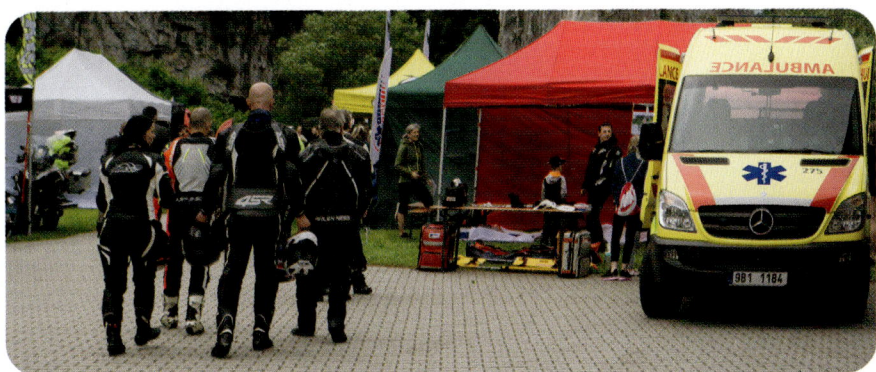

7.2.1. La desactivación

Finalizado el acto, desalojado el aforo y descartada la posibilidad de vandalismo, el director o directora del evento da la orden de desactivación, que puede ser:

- **Desactivación simultánea**. De la misma manera que en la fase de activación, el director o la directora se dirige al centro de coordinación por emisora abierta. Y también en este caso tanto el centro de coordinación y seguidamente todas las unidades se identificarán y comunicarán la recepción del finalizado. Tras la confirmación de todas las unidades, la dirección les da la orden de retorno a sus bases.

  Este procedimiento, que desactiva el dispositivo y hace que todas las unidades se retiren a la vez, es válido para los eventos en que se puede establecer sin duda el momento de finalización. Por ejemplo, cuando tras un partido de fútbol la gente ha abandonado el estadio y se va a casa.

- **Desactivación parcial**. En otros eventos el momento de finalización no está claro. Por ejemplo, en las fiestas en espacios abiertos llega un momento en que las actividades finalizan y parte de la gente abandona el lugar, pero muchas personas se quedan en la zona durante mucho más tiempo. En estos casos se puede plantear una desactivación parcial, cuando la mayoría de la gente ha abandonado el lugar. En este momento parte de las unidades se retiran y se mantiene un retén acorde al número de personas aún presentes y a los riesgos de la situación. En cuanto el lugar esté vacío y ya no se observen riesgos, se ordena la desactivación, que ya será válida para todos los equipos que aún estén en la zona.

  La forma en que se dará la desactivación, qué unidades se retirarán y cuáles se quedarán, y cómo se situarán y actuarán las unidades que queden tras la desactivación parcial debe estar perfectamente previsto y planificado para que la garantía de asistencia se mantenga hasta la desactivación total.

7.2.2. El desmontaje

Una vez se ha dado oficialmente el comunicado de desactivación, se procede al desmontaje del dispositivo.

Cuando se trata de un evento que va a durar varios días o que se desarrolla en una franja horaria partida, es necesario hacer una o varias desactivaciones y reactivaciones del dispositivo, antes de su desactivación definitiva.

En estos casos, mientras el dispositivo está detenido el personal se retira pero el material se deja en el lugar del evento; si hay riesgo de robos, actos vandálicos o cualquier otra situación que pueda poner en riesgo los materiales, se deberán guardar o se solicitará vigilancia durante las horas en que el dispositivo esté detenido.

» La recogida de materiales

Todo el material se debe recoger, empaquetar y cargar en los vehículos dispuestos para tal fin. Las infraestructuras provisionales se pueden desmontar justo tras la desactivación o transcurridas unas horas o días, según la complejidad.

A la llegada al almacén, todo el material deberá ser inventariado. Seguidamente se procederá a su limpieza y embalaje para guardarlo o devolverlo, según corresponda.

» La retirada de residuos

Los residuos generados se deben retirar del lugar del evento. Esto significa que debe haber contenedores adecuados para los distintos tipos de residuos que genera la actividad asistencial. Las ambulancias pueden usar estos contenedores o retirar los residuos siguiendo sus protocolos habituales, según se haya establecido.

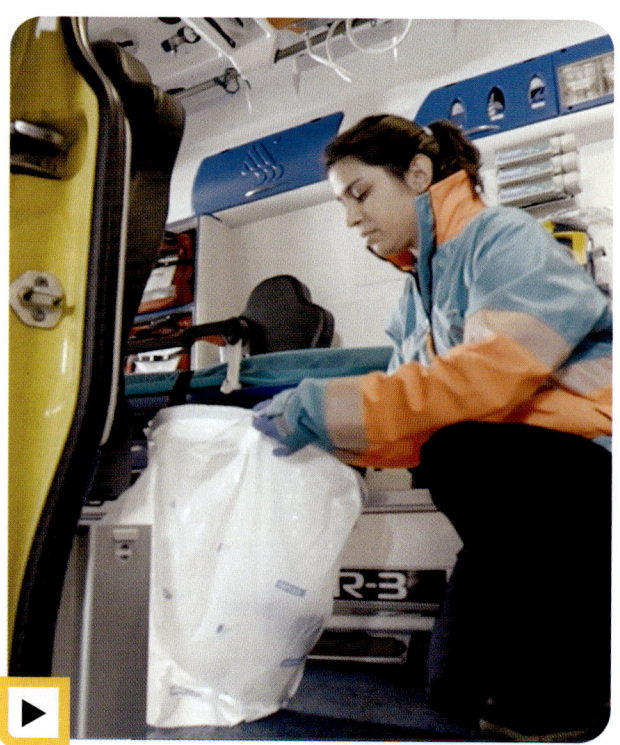

» Las unidades

Las ambulancias y otras unidades que hayan prestado asistencia durante el evento deben regresar a sus bases. Si es necesario se habilitará un transporte para el personal que no disponga de vehículo.

En el caso de las ambulancias, el personal deberá dejarlas operativas lo antes posible, una vez estén en la base. Para hacerlo deberá proceder según estudiamos con detalle en el módulo de DOTACIÓN SANITARIA; los procesos más importantes son:

- Retirar los residuos y depositarlos en los contenedores correspondientes, según el procedimiento habitual.

Fig. 7.5.
A la llegada a la base se lleva a cabo una limpieza de fin de jornada de la ambulancia.

- Ver qué se ha gastado y reponerlo. Se verifica la dotación con una *checklist*; esta lista servirá para solicitar los materiales necesarios para la reposición y también para el control del material gastado en el dispositivo.

¡*Tenlo* en cuenta!

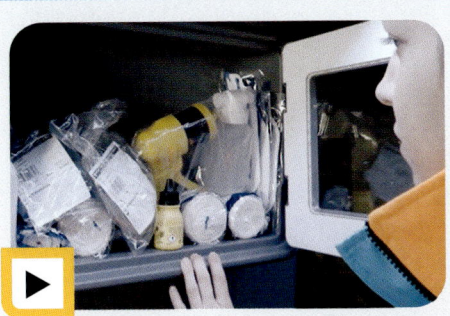

El control del material gastado y su reposición se lleva a cabo mediante *checklist*, punteando la lista y anotando lo que falta.

Esta lista se puede usar como hoja de pedido para obtener los materiales necesarios para completar la dotación.

- Limpiar y desinfectar los productos sanitarios reutilizables.
- Limpiar y desinfectar los equipos electromédicos, reponer sus accesorios fungibles y verificar su funcionamiento.
- Limpiar y desinfectar el habitáculo asistencial.
- Entregar los informes de asistencia y, si corresponde, otros documentos: hoja de ruta, hoja de denegación de asistencia y traslado, registro de solicitudes y prestaciones de servicios, etc.
- Devolver los equipos de comunicaciones personales.

Las unidades organizadas expresamente para el dispositivo (a pie, en bicicleta, etc.) deben:

- Depositar los residuos en los contenedores correspondientes.
- Valorar, con la ayuda de una *checklist*, qué han gastado durante su turno.
- Limpiar y desinfectar los productos sanitarios reutilizables.
- Limpiar y desinfectar los equipos electromédicos, reponer sus accesorios fungibles y verificar su funcionamiento, si es el caso.
- Devolver los materiales, productos, equipos, medicamentos ya limpios o que no se han utilizado.
- Devolver los equipos de comunicaciones personales.

Documento 7.1

El control de gastos

Todas las unidades reciben una determinada dotación al inicio de su turno en el dispositivo. Una vez terminan y regresan a la base, deben revisar la dotación y establecer qué han gastado, por una parte para reponerlo si son unidades que deban volver a activarse; por otra, para que se pueda calcular el gasto económico.

La información económica del dispositivo se incluirá en la memoria, reflejando de forma desglosada qué presupuesto se había establecido y qué gastos ha ocasionado finalmente el dispositivo. En caso de que haya desviaciones significativas en alguna partida, se deberá valorar la causa de esa desviación (subida repentina del precio de algún producto, error en la planificación, material que se ha estropeado por haberlo almacenado en un lugar inadecuado, etc.).

Toda esta información será de gran utilidad para la planificación de otros dispositivos, siempre que se recoja, valore y archive correctamente.

7.2.3. **El análisis de desarrollo del DRP**

Una vez finalizado el evento, hay que recopilar toda la información, recoger las diversas impresiones y elaborar una memoria del dispositivo que incluya:

- La información recogida en la fase de diseño.

- El detalle del despliegue efectuado.

- Las informaciones recogidas tras desmontar el dispositivo.

La memoria se completa con un análisis de la efectividad del dispositivo, incluyendo los aspectos que son susceptibles de mejora porque no se ha obtenido el resultado previsto.

Este análisis se hace mediante un *briefing* de las personas participantes y a partir del estudio de los datos recopilados. Todo ello, junto con la documentación relativa a la planificación, se recoge en un expediente, que se incorpora a la memoria de dispositivos.

›› **El** *briefing*

Cuando se ha recogido todo y se ha abandonado el lugar se procederá a hacer un *briefing* de sesión con las dotaciones participantes, liderado por el director o directora del dispositivo. En él se expondrán de forma rápida y esquemática los puntos que haya que destacar, como incidentes inesperados, errores, fallos de comunicación o aciertos.

Fig. 7.6.
En el *breafing* cada grupo expone los aspectos más destacados del DRP.

Se trata de hacer un resumen rápido de todo el desarrollo del DRP desde su activación hasta el momento del *briefing*. Es importante hacerlo de forma absolutamente constructiva y que interactúen en él todos los participantes del DRP con sus distintos puntos de vista profesional.

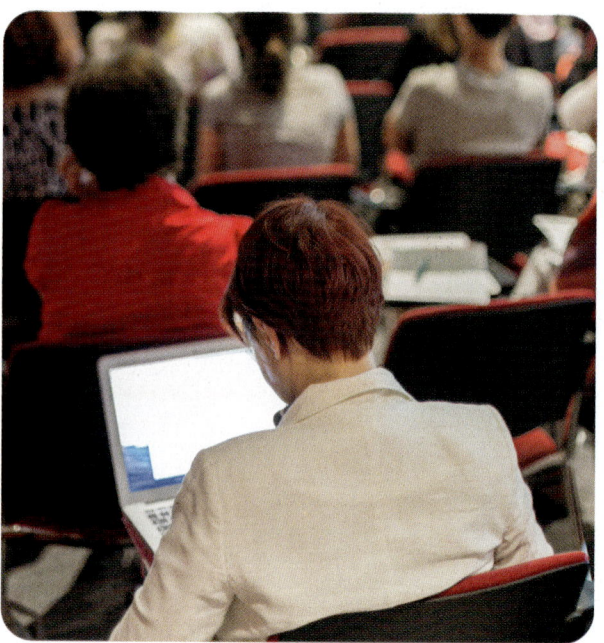

También se deberán analizar y evaluar de forma más concreta y extensa puntos tales como:

- Diseño del DRP, si ha sido bien estudiado y planificado.

- Recursos invertidos, si han sido suficientes.

- Dotaciones, si el perfil profesional de cada puesto ha sido el adecuado y el número de profesionales era suficiente.

- Comunicaciones, si han sido efectivas y se han utilizado bien.

- Cumplimiento del cronograma, incluidos los turnos de trabajo.

Del *briefing* se extraerán ideas, recomendaciones, rectificaciones y reconocimientos que se recogerán en la elaboración del expediente del dispositivo.

*¡**Tenlo** en cuenta!*

El *briefing* solamente será útil si el personal que participa en él actúa con profesionalidad, espíritu crítico y actitud constructiva.

» La documentación

Finalmente todos los equipos participantes en el dispositivo deben presentar la documentación y los informes previstos en el diseño. A partir de la información recopilada se podrán cuantificar diversos aspectos del dispositivo, como por ejemplo:

- Cuántas asistencias se han prestado.

- Cuántas altas *in situ* se han dado y cuántos traslados hospitalarios se han hecho.

- Qué lesiones o patologías han sido las más frecuentes.

- Qué número de asistencias ha prestado cada unidad.

- Cuántas denegaciones voluntarias de asistencia ha habido, etc.

Evidentemente, la obtención de informes, datos estadísticos o cualquier otra información se simplifica sensiblemente si el dispositivo cuenta con algún programa de gestión personalizado, en el cual el personal vaya introduciendo directamente la información.

¡*Tenlo* en cuenta!

La entrega de la documentación se realiza transcurridos unos días, ya que cada responsable debe recopilar la información de todos los equipos o unidades que ha tenido a su cargo y obtener datos conjuntos.

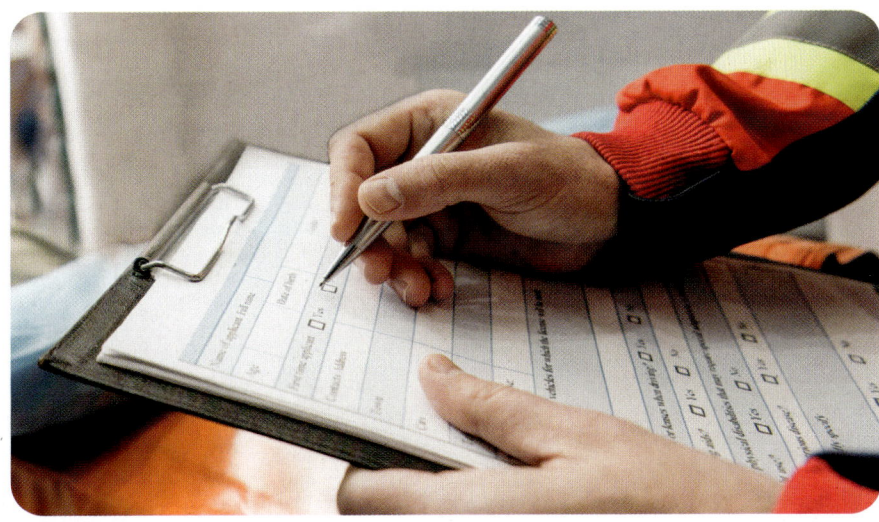

Fig. 7.7.
Aunque en algunas tareas se siguen usando documentos en papel, la tendencia es usar cada vez más soportes informáticos, que permiten una recuperación y gestión de los datos rápida y eficaz.

Documento 7.2

Visita papal a Madrid en 2003

Los días 3 y 4 de mayo de 2003 el dispositivo desplegado para atender a las personas que participaban en los distintos actos de la visita papal a Madrid reportó la siguiente actividad:

- Total de asistencias: 816 (514 el día 3 y 302 el día 4).

- Altas *in situ*: 781; traslados hospitalarios: 35.

- Patologías más frecuentes:
  - — Cardiovascular: 28%.
  - — Anafiláctica: 17%.
  - — Golpes y heridas: 15%.
  - — Respiratoria: 5%.
  - — Psicosomática: 3%.
  - — Otras: 25%.

>> La elaboración del expediente para la memoria

Antes de dar por terminado el dispositivo queda una última fase consistente en la elaboración del expediente que se incorporará a la memoria de dispositivos.

El expediente debe incluir:

- El diseño del dispositivo, con toda la información, los estudios y las planificaciones que se hayan hecho.

- El análisis de la ejecución y desactivación del evento.

- Las incidencias, problemas o propuestas que se deriven de los análisis efectuados y del *briefing* realizado tras el desmontaje.

- La cuantificación de las asistencias en cifras totales y clasificándolas con base en distintos criterios, como por ejemplo:

  - El tipo de patología o lesión que las ha causado: traumatismos, lipotimias, intoxicaciones, etc.

  - La resolución que ha tenido: alta *in situ*, traslado al PSA, traslado a un hospital, etc.

  - El tipo de unidades que las han prestado: ambulancias de SVB o de SVA, unidad en bicicleta, lancha, etc.

- Los datos económicos: coste final y desviación respecto de lo previsto en el diseño.

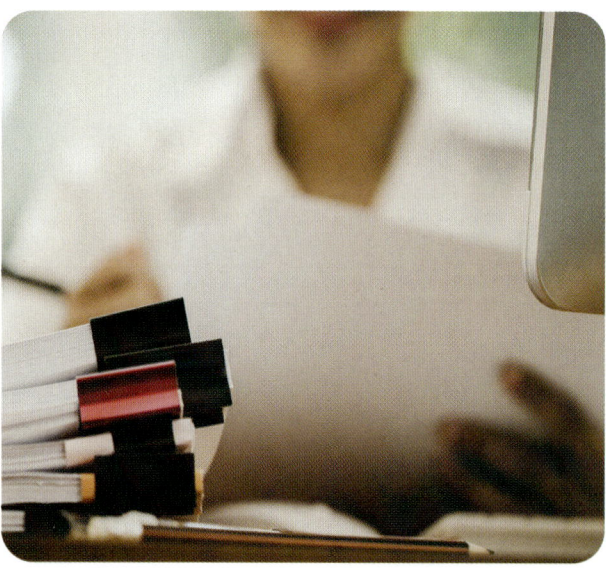

Toda esta información se debe archivar para que pueda ser consultada en la fase de diseño de otros dispositivos similares.

Como ya hemos comentado en varias ocasiones, es necesario que el expediente esté completo y que no omita información (incidencias, gastos excesivos, etc.). No se debe considerar un elemento de evaluación del equipo organizador o del personal, sino una herramienta de trabajo para próximos dispositivos.

Fig. 7.8.
El correcto archivo de los expedientes es imprescindible para localizar posteriormente la información necesaria. La digitalización facilita las búsquedas, tanto de expedientes como de información dentro de ellos.

Actividades

8. Explica en qué situaciones se produce una desactivación parcial antes de que se ordene la definitiva.

9. ¿Quién participa en el *briefing* que se hace tras la desactivación? ¿Qué se comenta en él?

10. Cuando se analiza el dispositivo de un evento en que había tres ambulancias de SVB, se observa que una de ellas ha prestado 18 asistencias, otra 14 y la tercera solo 2. ¿Esta información tiene alguna utilidad? ¿Será útil de cara al diseño de un dispositivo parecido en el futuro?

11. ¿Por qué es importante catalogar las intervenciones sanitarias llevadas a cabo durante un dispositivo de riesgos previsibles? ¿Qué utilidad tiene esta información?

Ahora practica

Actividad 7.1. **Asistencias en una Feria de Abril**

En parejas o en pequeños grupos, leed el siguiente artículo y contestad a las preguntas que hay a continuación.

En su comparación con los mismos días de la edición de 2017, el número de asistencias se ha incrementado un 12,96 por ciento, mientras que los traslados han disminuido el 20,84 por ciento.

El delegado de Bienestar Social y Empleo del Ayuntamiento, Juan Manuel Flores, y Amalia Gómez, presidenta de Cruz Roja en Sevilla, han realizado este miércoles una visita a las instalaciones del dispositivo sanitario, en compañía del jefe del Servicio de Salud del Consistorio, Fernando Martínez-Cañavate.

El equipo sanitario en esas dependencias lo conforman nueve médicos, 15 enfermeros, 20 técnicos de emergencias, 16 primeros intervinientes, dos responsables operativos y psicólogos de guardia (cifra variable) y sus recursos materiales constan de 12 ambulancias, un vehículo de apoyo logístico y un equipo de primera intervención.

Varias salas de primera atención y curas, sala de observación y sala de recuperación y con especialidades médicas específicas para la Feria tales como intensivistas e internistas son algunas de sus dependencias. Las asistencias que se atienden son diversas pero abundan esguinces, luxaciones, intoxicaciones etílicas, patologías respiratorias o lipotimias.

Cinco años atrás, esos traslados a centros sanitarios ascendían al 20%, y ahora al 4%. «Tal reducción tan sustancial ha sido posible gracias a la mayor rapidez en el tiempo de respuesta, a la coordinación interna en el dispositivo sanitario y al incremento de los recursos humanos y materiales», ha comentado Flores.

Hasta 17 módulos componen las instalaciones en la Avenida Alfredo Kraus, junto a la sede de la empresa municipal Lipasam, con una sala de reanimación, dos para la cura, uno de sutura, un módulo respiratorio, otro polivalente, uno de observación, dos de servicios, uno de almacén, otro de farmacia, dos para oficinas, otro para el descanso, uno de transmisiones y, por último, una sala de espera.

Amalia Gómez ha destacado la coordinación entre todos los servicios sanitarios, y ha agradecido «el trabajo desinteresado de los voluntarios». Por su parte, Juan Manuel Flores ha incidido en que la coordinación se extiende al CECOP y ha valorado la importancia de los equipos de a pie para atender con más rapidez las incidencias sanitarias, y especialmente cuando existe una gran afluencia de público en las calles del Real. […]

Fuente: Europa Press, 18/04/2018.

a) El número de asistencias se ha incrementado y los traslados han disminuido en comparación con el año anterior. Plantead posibles explicaciones a esta diferencia.

b) ¿Qué recursos forman este dispositivo?

c) ¿De qué instalaciones dispone?

d) ¿Cuáles son las patologías más frecuentes? Valorad, para cada una, si es probable que formaran parte de los riesgos personales previsibles.

e) ¿Por qué se destaca especialmente la tarea de los equipos a pie?